フランス精神分析における境界性の問題

——フロイトのメタサイコロジーの再考を通して——

編

ジャック・アンドレ

著

ジャック・アンドレ
カトリーヌ・シャベール
ジャン=リュック・ドネ
ピエール・フェディダ
アンドレ・グリーン
ダニエル・ヴィドロシェ

監訳

大島一成　将田耕作

訳

大島一成　阿部又一郎　将田耕作

星　和　書　店

Seiwa Shoten Publishers

2-5 Kamitakaido 1-Chome
Suginamiku Tokyo 168-0074, Japan

Petite Bibliothèque
de psychanalyse

Les états limites

Nouveau paradigme pour la psychanalyse ?

Jacques André
Catherine Chabert
Jean-Luc Donnet
Pierre Fédida
André Green
Daniel Widlöcher

Translated from French
by

Kazunari Oshima, M.D., Ph.D.
Yuichiro Abe, M.D., Ph.D.
Kosaku Shoda, M.D.

日本語版に寄せて

一九九九年に出版された『境界例』（Les états limites）は、この問題に関する最良のフランス精神分析家たちが集って行った一つの共同作業から生れた単行本である。その出版時から、その内の二人、ピエール・フェディダ（Pierre Fédida）が二〇〇二年に、アンドレ・グリーン（André Green）が二〇一二年に我々のもとを去った。

ボーダーライン問題がフランスに導入されたのは、アンドレ・グリーンのおかげである。『生のナルシシズム、死のナルシシズム』（Narcissisme de vie, narcissisme de mort）と『私の中の狂気』（La folie privée）と題された二つの出版物の中に、彼の最も重要な貢献があるとしても、ある意味で彼のすべての著作はこの問題に捧げられている。空虚、虚無、無の概念が支配的で、その自己愛的傷が、何物も止めるに至らない出血となっていく心的構築物である陰性ナルシシズムすなわち死のナルシシズムの視点こそ、アンドレ・グリーンの著作の中心にあるのである。「死せる母」という彼のもっとも有名な論文こそ、この理論化の実例である。またその論文は、アンドレ・グリーンがどの点までウィニコットの後継者であるかを見て取ることを可能にする。しかしながらそこには著しい相違が存在するのである。すべてのウィニコットの理論は、幼少期の環境すなわち抱えること（holding）の母親的失墜に根ざしたものである。グリーンはその考えを継承はするが、そこにフロイトの第二局所論の考察を付け加えることによって常に論説を発展させている。ウィニコットは、フロイトの死の欲動の概念を拒絶するが、その概念は、反対にグリーンにとってすべての分析的概念の内で最上位のものである。グリーンにとって死の欲動は、対象自体の破壊よりも、まず対象との結び付きを破壊することに働くものである。死の欲動は、「脱対象化し続け」、それが死のナルシシズムの言わんとするものである。また、境界例が精神分析的実践を問いただし、その実践を分析可能性の境界まで追いやるやり方についてアンドレ・グリーンは非常に感受性が鋭いことを示した。自由連想せず、解釈を拒み、幻想するよりは行為を起こし、さらに特に治療者の逆転移をかきたてながら死活的で絶望的なやり方でしばしば分析に没入する患者たちと精神分析家はどのように作業できるのであろうか。それは、精神分析の理論および実践において課せられる神経症のものとは異なったパラダイムである。

ピエール・フェディダは、非常に異なったスタイルで近縁の問題を提起する。彼においては、メランコリーとそこにおける死の力がその著作を支配する。それは、フロイトとビンスワンガーという二重の影響の下に記述される著作である。実存的現象学から、フェディダは境界例の記述を取り入れる。「うつとは、本来の意味での身体の解体である」。また彼は現象学から時間性の分析も取り入れ、「うつとは、時間の病であり、死の病である」と述べる。しかしながら、ある意味でフェディダは、精神病理学的次元よりもメランコリー性抑うつの深層とその真実に感受性が鋭いのである。それはあたかも、メランコリー患者とその死の世界との近縁性は、通常の人間が無視したがる人間の真実を託されているかのようである。

境界例、ボーダーライン患者は、二重の利点を持っている。最初に、精神病理学における構造概念を批判する利点であり、その構造概念とは、人が占めているとみなされる区画から抜け出る可能性を持たせずに、人を神経症、精神病あるいは性倒錯の中に閉じ込めるものである。この見方によると、心的生活は、神経症的葛藤、性倒錯的解決と精神病的誘惑の間を旅することになる。二つ目の利点は、精神分析的実践に自問を課すことである。確かに根本原則は同一で、自由連想法（「あなたの頭に浮かぶことをすべて言って下さい……」）のままであるが、境界例は、セッティングについて、またその治療装置の限界についての考察を新たにすることを可能にさせたのであった。

境界例が一つの新たなパーソナリティを定義することを可能にさせたことは間違いない。そのパーソナリティは、調子が悪い時、神経症性症状や精神病性妄想よりも、嗜癖、抑うつ、身体化、社会的暴力への道を「選択する」のである。当該の人物がどのような人であり、またいかに「健全で」あるとしても、とりわけこの概念は、必ず現前化することになる幼少時期に根差した複雑さを把握することを可能にしたのである。

ジャック・アンドレ

緒　言

この選集形式のテキストは、私がサンタンヌ（Sainte-Anne）病院におけるセミネールの枠で企画し、一九九六年十一月から一九九七年五月まで継続的に行われた発表を再現するものである。テキストの順番は、講演の順である。口述体から文書体への移行は、諸演者によって、多かれ少なかれ重要な修正によって翻案されている。

ジャック・アンドレ

目次

第一章

唯一の対象

ジャック・アンドレ

その場面はマーガレット・L・リトル（Margaret L. Little）の自宅で起こるのである。すでに承認された分析家でイギリス精神分析協会のメンバーであり、ボーダーラインの臨床に関する最初の仕事で高く評価された彼女が、自分自身の寝椅子で横たわっている。彼女は涙を流し、訴える。そして彼女の分析家はその時は自宅で診療を行っているが、彼女の手を取るのである。もちろん、彼は以前からそうしていたのであるが、シーツの下に隠れている患者の緊張した両手を彼は長い間（各セッションは一時間半続く）両手で押えていたのに、今度は彼女の家での出来事なのである。「可愛い」マーガレットが眠りにつくのか、不安に満ちた怒りによってびくっと覚醒するのか案じながら。

ドナルド・W・ウィニコット（Donald W. Winnicott）の大人との分析実践に関して存在する事例はわずかしかない。このマーガレット・リトル自身による証言は例外的なものにすぎない[6]。この書物によって提起された問題の根本が、すべてこの驚くべき場面に見いだされるのである。「境界例（les états limites）それは精神分析にとってあたらしいパラダイムなのか」、それはあなた方にこれから読んでいただくことになるのだが、このセミネールの演者たちが、多様で時に相反する、解答の基本要素をもたらしてくれるような問いなのである。パラダイムとまでは言えないちょっとした行き過ぎがあるにしても、方法、実践、理論の三つの領域すべてにおいてその疑問は点描されているのである。

臨床的側面は最も明白である。枠組みの修正（あるいは移動）が、装置を混乱させ、登場人物（分析家〔analyste〕と分析者〔analysant〕）を習慣的に定義されたその領域から追い払うに至るほどなのである。フロイトの最初のパラダイムと精神分析との理論的乖離をマーガレットの自分自身の分析の注釈を引用することで説明することが可能である。彼女は語る。「自分自身の存在や、生きのびるということ、自分の同一性が保障されなければ、性（そして幼児性欲に結びついた心的葛藤の解釈として理解された分析）は見当違いに過ぎず何ら意味を持つことはできない」。結局、分析という方法は、このような大混乱から保護された状態にどのようにとどまることが可能であろうか。ウィニコットの診察室のなかで、分析の初期のあるセッションで、マーガレットは寝椅子から立ち上がり、部屋を横ぎり、本を窓から投げようと思いたち、しかし結局白いリラの大きな花瓶、持ち主にとっていとおしいのと同様まさに高価な花瓶に目を付けた。彼女はそれを壊し、ウィニコットは、マーガレットがそのテキストで記したように、あたふたとその場を離れセッションの終わる直前に戻ったに過ぎなかったが、彼女はその間に激怒して花瓶を踏みつけるのである。自由連想、一定しない聴くという行為、立ち去るという唯一の行為としての解釈、これらの分析という航海の道具のうちで、このような嵐を背景に何が残るのであろうか。

精神分析家の生活においてよくある（そうでない場合もあるのだが）こういう場面の逸話によってボーダーライン問題に入っていくことは、本来分析の適応でありたいと願っていることなのである。神経症、精神病、性倒錯は、たとえフロイトがその意味をずらし、その関連を再考するとしても、精神分析の誕生に先だった精神病理学的カテゴリーである。言葉のレベルではなく精神分析的事態としての境界例の登場は、分析的臨床の歴史における内部の出来事であり、臨床で出会う障害物、様々な境界と分離することは出来ない。それを示すためには、新しい視点の誕生の行為（テキスト）としての、一九三二年一月から十月に書かれたフェレンツィ（Ferenczi）の『臨床日記』を引き合いに出すことがふさわしい。マーガレット・リトルの証言にしみ込んでいる「狂気」はそのハンガリー人の精神分析家が没頭することになる「不確かなものへの小旅行」をすることを迫るのである。「キス技法」と「相互分析」の経験の間で、フェレンツィは自分自身「不合理なもの」に向かうという危険をおかすことを認めている。フロイトは『タラッサ』（テキスト自体は妄想的構築物の境界である）の著者の精神的健康を憂い、著者は長年の師匠を安心させることに腐心することになるのである。「私は正常の境界を越えません（そんなに多くは）」（一九三一年九月十五日の手紙）。その日記の本質がそこにあるのである。すなわち、どこに間違いがあったかみるためもう一度通る必要があったかのように、その創始から精神分析をとらえなおす外傷とカタルシスの間の、臨床から発する問題意識の核心なのである。

これらの誕生の条件から、ボーダーライン問題は、決定的に区分されず、ためらった末消し去ることはできないが決してはっきりとはしない痕跡をとどめているのである。すなわち疾病分類の新しい単位あるいは分析可能なものの境界であるのか、「境界例」という表現で何を指し示しているのか。ある種の境界性パーソナリティはそれを浮かび上がらせる精神分析の実験の諸条件から、どの程度分離できるのか。困難さをしめす指数の一つは、マーガレット・リトルのように語るなら、「ボーダーライン現象のスペクトラム」の広さである。混乱した指標のなかで以下のことが指摘できるであろう。すなわち、抑うつ的な色調、嗜癖《しへき》的あるいは心身症的解決、抑圧よりはむしろ分裂（clivage）、幻想（fantasme）よりはむしろ（非社会的なものを含めての）行動化、前性器的なものの優位、回避された思考というよりは思考に対する攻撃、意味を明らかにすることよりはむしろ機能様式の自覚、などである。境界例は神経症や精神病にも還元されないと言うことは、それが何であると確定することよりたやすい。この不安定性が構造的定義、いわんやそれを正しいと主張することを寄せつけないのである。ここから参照文献を前にして読者の心を惑わせる危険のある、難解だという感じが生じるのである。不確かな境界を背景に、各著者はそれだけにまた、（たとえ分裂や投影性同一視がその議論において優位であるとしても）新しい防衛機制あるいは（機能不全となる）新しい自我の構造、すなわち、かのような（as if）、偽りの自己（faux self）、空虚な自己（blank self）などを「発見する」ことによって、その領域を確定しようという誘惑に駆られるのである。時に「境界例」という表現にとって代わる「困難な患者」という表現は、精神の複雑な錯綜劇によって強いられた控え目であることの程度を示すのである。アンドレ・グリーンが不明確だが連想をかきたてる「狂気（folie）」という言葉を復古したことは、同様の当惑に対して敬意を表してのことなのである。

混乱した議論を背景に、解明しようとするあらゆる努力は、過度の単純化に至る危険がある。しかしながら、二つの大きな軸を区別することを試みることが可能である。すなわち、一方の軸は（英語圏の文献において優勢な）、オットー・カーンバーグ（Otto Kernberg）によって代表される「境界性構造」の特徴に標識をつけることに専心するものであり、その構造は神経症と精神病の間の比較的安定した精神病理学的特異性を示している。他方の軸は、（おそらくフランス語圏の文献では優勢になっているが）境界性の問題から、精神分析的精神病理、メタ心理学の概念、治療の理論、これらを同時に再構成することを期待するものである。それは要するに分析自体に関して、分析者の役割を行うことなのである。

フロイトに準拠することは、二つの軸の間の整合的な隔たりを構成することに等しい。すなわち、第一の軸では、精神分析の創始者は他の著者らの一人にすぎないが、それどころか、たとえばフェアバーン（Fairbarn）、ガントリップ（Guntrip）らにとって「乗り越えられた」著者である。第二の軸では、著者によって拠り所にしたり問題視するのが、同じフロイトではないとしても、フロイトは精神分析が何であるかについてのパラダイム的な準拠であり続けるのである。

精神分析的なパラダイムの問題は、それが新しいかそうでないとしても、複数の入り口から検討する余地がある。すなわち、無意識、性的なもの、解釈、転移などである。私は、導入として、これらの問いの筋道をたどることを光栄に思う。

境界の存在

「抑圧された心的なものを患者の意識まで連れだすことを可能にしたその作業を我々は精神分析と名づけた」とフロイトは一九一八年に書いている。ボーダーライン問題によって導入されたパラダイムの変化の最初の例証は、過度に単純化されたものではあるが、局所論的な問題であろう。無意識、すなわち抑圧された心的なものが、精神分析がその創設時に目指したものである。しかし境界例の精神分析理論の注意を最初に惹いたのは「自我」である。自我、フロイト自身の言葉でいえば「境界の存在」とボーダーライン領域の間の、その接合は意味論的な偶然に属するわけではない。それほど双方は重なり合うことしか要求しない空間の境界を定めようとするに至るのである。

「境界」に対する問いの変遷が大まかにフロイト以降のものであるとしても、それらの論争を離れてフロイトの著作を考察することは過ちになるであろう。ナルシシズムが分析理論に導入され自我の概念が複雑になり混乱するのは一九一〇年である。自己保存の欲動の一義的な代表者であることをやめ、自我は今度はリビドー的備給の性質を帯び、フロイトの考えでは、「大きな貯蔵所」になるに至るのである。新たに現れたナルシシズムによって引き起こされたメタ心理学的体系の不均衡について多くの批判があった。第二局所論による二元論的観点からの再建では消し去ることのできない不均衡なのである。私としてはボーダーラインの問題の変遷を、ナルシシズムを未完成な型で導入した理論に対する衝撃への（地震学の意味での）余震として、構想したい。

自己愛の精神分析における入り口は、精神病理学的視点と分かつことはできない。すなわち『レオナルド・ダ・ヴィンチの幼年期の思い出』は性倒錯におけるナルシシズムの力動が作動しているのを示す。『自伝的に記述されたパラノイアの一症例に関する精神分析的考察』は精神病の中心にナルシシズムの存在をさらに強く示しているのである。それゆえにナルシシズムがフロイトの思索に導入されるのは、精神神経症の領域外においてであり、フロイトにとって分析可能なものの限界の領域外においてなのである。ナルシシズムから正常性、あるいは同種の精神構造への接近が精神病理学的な区分を再び問題にすることによって表現されるには、一九一四年の論文まで待たなければならなかっただろう。事態はその通りにはならないのである。ナルシシズムとなんの関係もない神経症、精神病、性倒錯という旧来の区分が修正されることなしに、精神病理を通して、自我がリビドー的な審級でもあるという新たな根本的事項を導入するというフロイトによるパラドックスが存在するのである。新しい様式の自我という審級に対して（『防衛過程における自我分裂』に至るまで）フロイトが示した強い関心に対する多くの証言がどのようなものであるにせよ、何かがそこで、休止していたのである。この瞬間は生まれようとしたが未完成のままなのである。一九二五年の『みずからを語る』のなかで、フロイトは自己愛性のリビドーとボーダーライン問題の中心にある対象性リビドーの葛藤に関して、第一局所論（空腹と愛情）と第二局所論（エロスと死の欲動）という対立するものの心的葛藤の、前提となる表象として言及しているが、彼自身いわばこの瞬間を喚起しているのである。

フロイトを「超克する」ことを目指した英語圏の精神分析が認識できなかったものは、その精神分析が新たなものとして提示するものが、フロイトの著作において、継続されたり棄却されたりした、様々な理論的道筋の紆余曲折した多義的な変遷から、どの点において分離できないのかということである。たとえば、ナルシシズムを導入した帰結の一つは、分析理論から、生命の問題、自己保存の問題を捨て去ることであり、自我の欲動という全般的な標識のもとでナルシシズムを再び取り上げることはこれらの重要な区分を消すことに至るほどなのである。ここでフロイトによって捨て去られたものが、こうしてフロイトの後に、まさにボーダーラインを背景に再出現するのである。たとえばマーガレット・リトルが彼女自身の分析や彼女の患者の分析に関して、存在や生き延びることについて語る時も同様である。存在の問題、ウィニコットにおける「あること（being）」の問題は、境界性機能様式において非常に強いので、時に精神分析を存在論の果てまで導き、（少なくとも経験論において）フロイト的対である自己保存／ナルシシズムからこの問題を区別するものを明らかにすることに寄与するであろう。

　治療の側面に関するいくつかの事態を取り上げてみよう。アドルフ・スターン（Adolph Stern）の一九四五年の論文「境界神経症における精神分析的治療[7]」。私が他の多くの論文の中からこれを単純に取り上げるのは、この主題を具体的に扱っているまさに最初の論文の一つであり、この論文はこれから続くものの範を示すからである。ボーダーラインに属する患者は、一般に医者から医者へと巡った後、分析家のところへ来る、とスターンは記す。患者達が感じる安心感の欠如、愛情を失う不安、これらすべては十分に定められていない境界を通して彼らの病的発達における外傷的な起源をもつ自我があることを物語るのである。すなわち母親の重要な態勢（剥奪〔depriving〕、拒絶〔rejecting〕など）の早期の環境の決定的役割が、ボーダーライン標識の不変的特徴としてだけでなく、プシケが象徴的に加工できないものに対する（とくにゾーマとしての）行為という特権的な反応としても現れるのである。もしもナルシシズムが前景化すれば、それは自己愛としてよりは自己の苦痛として現れるのである。

　これは分析の「剰余《じょうよ》」として治癒を期待するという問題ではないのである。寸断化された自我に対して分析的治療は統合する作業によって応じる。おそらく総合的治療と言ったほうがいいかもしれない。フロイトは化学者が身をゆだねるように諸要素の分析の作業と精神分析作業の比較を躊躇《ちゅうちょ》せずに行ったのだが、そのことについてその墓の中で依然あれこれ考えているであろう。今日でも国際会議でも非常に顕著であるが、精神分析の精神療法的な修正はフロイトの初期の著作ですでに認められるのである。すなわち、無意識というよりは自我、解釈よりは説明、沈黙に満ちた解釈的な態度よりは（スターンが分析における触れることの禁忌の除去が必要であると言及しているように）対人関係あるいは（マーガレット・リトルの表現によれば）「直接的な」関係である。

枠組みはそのような背景で、自我の隠喩であるのだが、その枠組みの境界において攻撃されるのである。ボーダーライン患者は、よき古き習慣を尊重することはほとんどなく、セッションの回数、長さ、展開の様式、特に「時間です」と言うのは誰の責任なのか知るということ、これらが恣意《しい》的であるということを浮き彫りにするのである。信頼できる安定した枠組みを整備し維持することが治療自体の力学と混同されるに至るのである。個人的な経験をあげよう。ある女性患者が九月の分析再開にあたって分析の予約をとらなくてもいいかもしれないとはっと気づいたことの重みに私は驚かされた。それは週の同じ曜日、その曜日の同じ時間ということになるのであろうが……ウィニコットが語るように、夏の耐えがたいバカンスを超えて、存在の継続性が問題となるのである。

（ラカン〔Lacan〕におけるボーダーラインのカテゴリーの欠如は、とりわけファルスの優位と自我に対する侮蔑的な概念と関係した複雑な問題であり、別の展開という代償を受けるかもしれないのである。しかし、ボーダーラインのカテゴリー欠如の幾つかの理由のひとつは「技法に関する」ものなのかもしれない。言い換えると、枠組みの決定の恣意性が分析家自身により反復して演じられる場合、ボーダーラインのカオスはそれ自身どのように現れるのであろうか、ということである。）

困難な分析

「自我のより深くよりすぐれてリビドー的な部分は、思考過程がより発達している最も表層的な部分によって抑圧されている」(1)とフェアバーンは記す。自我が分析場面を満たすと同時に、無意識自体を一人占めするのである。このことはボーダーラインの視点によって導入されたメタ心理学的改変を示す典型的な例である。その自我の二つの部分が行う修正がなんであろうと、臨床と対応する理論は、無意識、すなわち方法としての分析によってしか接近できない心的過程と表象の総体への、準拠を主張することによってしか「精神分析」と自らを称することは出来ない。「不可知なものである」無意識に関するあらゆる定義と知見は、不当前提と言われることに脅かされている。しかしそれは別の問題である。ご存知の通り無意識の定義はそれが問題提起となるために境界例の登場を待たなかった。第一局所論の抑圧されたものと同一である無意識と第二局所論の生来の欲動的なもの（エス）の間で、フロイトの著作はすでに、両立するのが難しい表象の間を揺れ動いているのである。ナルシシズムを導入すること自体が自我の無意識の部分という問題を引き起こしたのであり、その結果自己愛的主題の本質は抑圧から逃れることはできないのであるということを付け加えておこう。

ここはこの議論を進める場所ではない。私の意図はここでは単純にフェアバーンの言葉から、理論と実践で成り立つ分析がその限界に近づく時こうむるねじれの型を示すことである。無意識から発して複雑化するものは「他の側面」から事態を捉えることによって表現されることが可能かもしれない。その側面とは自由連想と解釈、無意識ではなくその分析そのものの側面なのである。ボーダーラインの文献では、心的機能様式の範例が増やされているが、その範例は、表象よりは行動のモデルを借用しているがゆえに、分析の根本的規則を無視するのである。花瓶から連想することと、それを粉々にすることは同時には出来ないのである。これらの患者の病歴において幼少期に（時に生命の危機に至るまでの）拒食症の時期を伴うことはまれではない。拒食症の乳幼児から将来の「困難な患者」の象徴的な姿を見てとることが可能であることもまれではない。ある子供の症例をみてみよう。これは精神分析を謂わば額面どおりにとり、そうすることによって、その理論の陰喩的な意味をなくすような子供なのである。花瓶と母親でないにしても、ミルクを飲むことと、憎悪／愛情の対象の体内化／取り込みの作業を混同する時に、この子供ほど表象するだけであるはずのものをつき動かす「格好の」例はないのである。表象活動を構成するには、プシケが隠喩となるためにその器官のモデルから解放されることが前提となる。表象活動の構成はいずれにせよ連想過程を可能とする条件であり、すなわち一つの表象から他の表象へ象徴的に移っていくという条件である。そしてそれは分析可能な転移を可能とする条件でもある。もしも、分析家（それどころか寝椅子）が母親の幾つかの姿の反復というよりは母親自体となるなら、少なくとも脅かされるのは転移を転移として区別すること、すなわちその分析なのである。

こういった分析の解釈の困難はこれらの困難の全体を簡潔に表している。解釈はそれが受け入れられる時、すなわち被害的にだけではなく解釈として受け入れられる時のみ言表可能となり、プシケの分析が可能となるのである。解釈自体において、分析場面の二人の主役の間で明白に演じられることとは「別の場所」を現前化するために、解釈はその唯一の行為によって第三項を導入するのである。解釈は、父親に関するものが関係するにせよしないにせよ、分析の世界でよく言うように、「三角関係化する」のである。ところが、この分析に内在する状況を「解消すること」は、ボーダーライン患者にとってはまさに解消として耐えがたいのである。二人であることは、二人以外の何物でもないことである。つまり一方は訴え、他方はその無能さを是認し、またさらにそこから出ないということなのである。もしも解釈が見捨てる行為と混同されるなら、何を（分析的に）まだ語ることが出来るであろうか。

このような「歯車がかみ合わないこと」(engrenage) の不可避的な効果は、無意識を他の方向から、すなわち分析家自身の側から見させせようとすることである。ウィニコットが描くように分析家の「弱さと過ち」、その失錯行為 (actes manqués) はその失錯という二重の意味において、分析の最初の素材となるのである。ボーダーラインの臨床は逆転移の分析によって開始される治療の力学のなかなか終わることのない実例を与えてくれる。患者を困難なあるいは耐えがたいと形容することは分析家の抵抗の強さを示す婉曲《えんきょく》で不完全なやり口なのである。それは分析者の退行に対置されるものである。ある患者は全面退行期に入る前に、他の患者が退行期から抜け出して、それほどまでにウィニコットを必要としなくなるまで自分の「順番」を待たなければならなかったが、そのことをウィニコットは楽しそうに語ったのである。

ウィニコット、グッド・イナフ

ウィニコットとのセッションの中で、いつも紙ナプキン、毛布やビスケットなど、「母性の印」があったと、マーガレット・リトルは語る。それは、患者にとって経験したことのない十分に良い母親でいること、乳幼児にとって欠如していた共感的母親でいること、すなわち「抱えること」(holding) の流れをくむとみなされる精神分析なのである。どんなものであれ患者の語りに由来するということを無視することは出来ないその逸話的側面の彼岸で、どの分析理論の袋小路がこの分析実践の発展を可能にするのか自問せずにいられないのである。それが我々をとらえる問題にとって非常に重要な袋小路の一つなのである。フロイトに対してウィニコットが自ら認めている借用の中で、よく引用される一九一一年の脚注がある。そこでフロイトは乳幼児について記載しているが、別のところで「原初的快自我」と名づけたモデルにそって、このような幻覚的体系は「母性的養護をそこに加えるという条件でしか」[2]維持されないということを述べている。もう一方の大人については、この脚注の記述から心的現実の生成に至るまで、フロイトは最小限の帰結しか引き出さないのであるが、それに対してウィニコットがもたらしたものの独創性は、潜在的に以下の短い言葉の中にすべてが込められていると考えられる。ウィニコットの挑発的な言葉とは、「乳幼児と我々が呼んでいるものは存在しない」というものである。その言外の意味は、乳幼児と母性的養護環境の全体だけが心的全体性を構成するということであり、フロイトの直観への賛辞を意味すると同時にこの最初の分析家の生来の慎重さから最大限の距離を取ることを意味するのである。

ウィニコットがフロイトの言及を無視（あるいは抑圧）するということを指摘するのと同様にフロイトとウィニコットの間の分岐点に標識を付けることは、興味深いことである。母親はフロイトの筆のもとでは賞賛されることは少ないのである。そして先ほど引用した「母性的養護」は脚注という扱いを受けるにすぎないのである。それでも例外があるのである。その一つの切り口を『性理論のための三篇』の中で見出すことができる。「養護してくれる人との交流は、子供にとって性的興奮の絶え間ない源泉である。母親は自分自身の性的生活に由来する感情を子供に与え、子供を撫で、接吻《せっぷん》し、あやし、性的対象の完全な等価物として明らかに捉えるのである」[3]。このように「抱えること」の時間をひどく錯綜させる「交流」があるのである。ウィニコットは養護を取り出し、いずれにせよ母親の性を排除するのである。

もしも事態がそこにとどまるなら、乳母の特徴を持った精神分析と揶揄《やゆ》されることになるであろう。ウィニコットとその著作の複雑さを正当に評価するならば、ウィニコットが提唱した分析の概念ははるかに緻密なのである。まず最初に一般的な理論の構想について話そう。マーガレット・リトルの話は母性的な精神分析家のイメージに信憑性を与えるが、それは乳幼児期に母親によってなされた損害を修復し、欠如を修正することによるのである。この「欠如」(carences)という言葉はウィニコットの著作によく見られるが、にもかかわらずそれは記述的な次元にとどまり、メタ心理学的位置を有していない。入念に推敲されたメタ心理学的に対応する概念は、乳児から見るとほとんど反対のもの、すなわち「侵害(empiètement)」である。実のところ、乳児にとって欠如は決して存在しないのである。すなわち乳児にとってそれは常に過剰で常に外傷的なものなのである。欠如とは観察者からの視点である。欠けているのは、観察者にとっては欠如であるが、それは乳児にとっては攻撃であり、自我の境界へ侵入することなのである。乳児の泣き声(あるいは沈黙)の過剰がそのことをあらわしているのである。成人の対象関係をそれほど特徴づけている渇望あるいは貪欲の基底で、乳時期の不全あるいは過剰な興奮に要求が取って代わるのかどうか知ることは、容易ではないのである。母親が持っている以上のものを与えるやいなや、母親は十分には与えることにはならないのである。ハンカチや、ビスケットの後で、《D・W》に対する愛情のこもった理想化のもとに、「可愛い」マーガレットの不満があちこちに見え隠れするのである。「私が全面的にあなたに自己犠牲を払っているなどと言うのは論外です」とウィニコットは明確に説明していたとリトルは語っている。それはリトルにとってはおぞましいことなのである。「十分によい」と誤って仏訳されているが、「グッドイナフ」とはそんなものではないのは確かなのである。

治療の側面ではウィニコットの指摘には多くの微妙な修正が見られる。無意識という問題点を全く捨象した「治療同盟という表現」、マーガレット・リトルにとって貴重なこの表現は彼女には場違いなものである。一九五四年の論文「精神分析枠組みにおける退行のメタ心理学的および臨床的側面」(8)、それはボーダーライン問題にとって歴史的に重要な役割を果たしたのだが、ウィニコットは患者に対する励ましと「安心感」の問題を正面から扱っている。何が患者を安心させ、患者に信頼を与えるのか。それは励ましに属するカタログ化された仕草ではなく、ちなみにそれらの仕草に関しては、ウィニコットは逆転移として分析しているのである。それは適切な時期に与えられた転移の解釈なのである。安心感は精神分析の技法に属するのではなく、技法に属するのは解釈だけである。この主題は曖昧なものではなく、ボーダーライン患者の「依存状態への退行」に関するウィニコットの視点を単純な「養護」とは別の見地におくという利点があるのである。

ウィニコットの独創的な臨床的貢献は、解釈自体というよりは、解釈の可能性の条件に関する考察なのであり、それは精神神経症の領域を越えて精神分析を拡張するという問いと不可分の考察であることに変わりはない。一九五四年の論文は、それをずっと続けることではないにしても、無限の忍耐、時間厳守すること、変わらず存在すること、について言及しているが、彼が、行ったこと、あるいは行わなかったことを知ることよりも、分析家の補助的自我によって、存在の連続性、一次的ナルシシズムの再建（あるいは修復）という用語でどのように分析的状況が記述されたかを追求することのほうが重要なのである。もしも自我の構造が崩壊によって脅かされるなら、可能な解釈は存在しないのである。精神分析の可能性の条件を整備し、解釈が逆転移の解釈のみではない、分析のこの時間をウィニコットは（一般的に言われているように）前提的・予備的な時間というよりはむしろ、分析の運動を長引かせようと患者が定期的に来ることを強制されている後背地と見なしているように思われる。（マーガレット・リトルをこの分析家がバカンスのあいだ入院に身をゆだねるよう説得するような）「能動的な技術」の契機なしにこの分析が進まないとしても、ウィニコットははっきり分かりやすいようにバカンスの時間を与えるのである。

唯一のもの

フロイトの陰性治療反応に関する遅ればせの展開は、分析実践を妨げるものについてのフェレンツィの言及を考慮していることを物語ると同時に、とりわけ死の欲動と一次的マゾヒズムの特徴に関するメタ心理学的な新たな持ち札を導入しようとしているのである。しかし精神分析を変化させる可能性に託された希望にこのように制限を加えることは、フロイトにとって、いかなるやり方でも精神分析とは何かということに修正を加えることにはならないのである。精神分析に特有な唯一の行為は解釈であり、性的なものが解釈可能な唯一の素材にとどまるのである。この見解に対して、節度のある見方をすると、行為と素材に分析家の「身振り」の可能性という条件を付け加えよう。それが心的葛藤のダイナミクスと転移の現勢化をもたらすのである。

問題となっている性的なものに関して、それは「幼少期の抑圧された時期のもっとも早期の対象に対する備給」に関係しているということが可能である。それはその性的なものの性質を定義するというよりは性的なものの空間を区分することである。性的なものの性質ということに関しては、精神分析の作業はそれを決定的に難解なものとするのである。フロイトにならえば、「(性器性・生殖より）多くを包括する、快楽を志向する身体の機能」、すなわち「愛という言葉を多義的に拡張すること」に至る、(「性器期」および「成人期」に比べれば）「対象の局在化が解かれている事態（délocalisation)」を指摘することが可能である。それはどう考えても曖昧である。生器期から「より包括的な身体機能」へ、成人から幼児へ、という二重の置き換え、さらに対象備給からナルシシズムにおける自我の備給への置き換えを付け加えるべきだろうが、これら二重の置き換えは性への接近において決定的な不均衡を生じさせるのである。しかし、その定義に照らして不確かなのは、これほどまでに置き換えられているのか、置き換えうるのか捉えがたい一つの性的なものが精神分析の可能性の条件であるということである。一度結びつきを解かれ（情動的、文化的な）新たな結合に入る可能性がある要素を対象にする場合においてのみ、精神分析の行為（解釈）は、表象の集合を解体し、その流動性を与え、分析の要求をもたらした足かせとなっている反復の外に、新たな加工を可能にする余地があるのである。

置き換え、不均衡、代替可能性……性的なものに固有なこのダイナミクスは心的な変化、とりわけ対象の変化の可能性の条件なのである。

ボーダーラインの臨床によって導入された論争、およびあらゆる流動性を拒み、あらゆる変化を拒絶するようにみえるプシケに分析家が対峙することにおいて、以上の論点がまさしく決定的なのである。「技法的な」パラダイムの問題は理論的パラダイムの問題とここで合流し、それ故に、境界例の問題提起と対象関係の問題提起は歴史的に分かちがたいのである。

表象活動の展開（いわんや行為が幻想の優位にたつ時の再現前化〔re-présentation〕の可能性そのもの）と対象が根本的に失われているという特質をプシケが耐えるということの間の結びつきは精神分析の分野で、とりわけ Fort/Da すなわち糸巻き遊びの子どもに関する多様な注釈を通して、大いに喧伝されてきた。その子供は「ママはいない」と考えることができ、母親の非存在に押しつぶされることなく、それを背景に自らの存在を維持することができるのである。（母親の）不在は彼にとっては死ではなく、まさに遊び（そして象徴化）の始まりなのである。ウィニコットの両手に手を握られた形の分析を通して、マーガレット・リトル自身が示すすべては、彼女は決して糸巻きで遊ぶことはできなかったのだということを考えさせる。対象の発見は一つの再発見となるとは限らないのである。フロイトの定式化はエディプスの物語の帰結に妥当するが、リトルのような物語は、とくにボーダーラインの各人が、引き受ける用意ができていない心的な脅威（喪失、空虚、空白、死）を含んでいるのである。

欲動に対して対象は最も偶発的なリビドーの要素であるというフロイトの欲動理論とフェアバーンにならってリビドーを「快楽追求（pleasure seeking）」よりは「対象追求（object-seeking）」として定義するポストフロイティアンの対象関係理論の間の単にメタ心理学的な対立に関する問題をあらわにするように働くものがあるのである。我々はこの臨床的複雑さを取り逃がしてしまうかもしれない。フロイトの省察には不確実さが貫いており、それは間違いなく心的な物自体に由来すると指摘することで、はるかに興味深く、問題提起的となるのである。

一九一五年、フロイトはこう記す。対象は「欲動に関わるもののうちより可変的なものであるが、本来は欲動に結びついているわけではない」[4]。二十年ほど後、再度、養護的であると同時に性的意味を持った母親について触れ、以下のように記す。母親は「滋養することだけでは満足せず、子供を養護し、快や不快の多くの身体的感覚を子供の中に呼び起こすのである。母親が子供に惜しみなくあたえる養護のおかげで、彼女は最初の誘惑者となるのである。この二種類の関係によって母親は唯一の、比類なき、不変の、永続的な重要性を獲得し、男女を問わず最初のしかも強烈な愛の対象、その後のすべての愛情関係の原型となるのである」[5]。一つのテキストから他のテキストにわたって、単なる矛盾の問題でないとしても、少なくとも本質的に変わりうる対象から「唯一の対象」へ強調点が移動しているのである。

その結果起こる新たなパラダイムの問題は、フロイトが当初払った父親に対するコンプレックスへの関心とは異なって、ボーダーライン領域が課しているもの、すなわち分析と転移の中心人物としての「母親」から切り離せないものなのである。「対象関係」において、対象は母親のこと、より蒼古的には乳房のことであると言ったとしても、これらの用語（母親、ボーダーライン）を強要することはできないであろう。母親というものは愛情剥奪（depriving）したり、拒絶（rejecting）していただけに一層、唯一で、置き換え不可能な、代替不能なものなのである。母親は自分自身の喪失が加工し得るものであることを許さなかっただけに一層、子供は母親を失う（「対象化する」）ことは不可能なのである。この事態が起こり得たのは決してなかったのと同じくらい、心的にも過剰であることによってなのである。その時点で、分析が花瓶の代わりに糸巻きを残すなら、喪の作業と混同されるようになる。しかるに喪の作業は対象を分離・区別・構成すると同時に自我の境界を線引きすることなのである。メランコリーと「終わりなき分析」が優位を占めない限りにおいてなのである。

「あなたの肘掛椅子以外の場所であなたを想像することはできない」と言った後で、一人の女性患者、バカンス村の子供であった彼女が、母親のイメージを心に思い描いて保つことにいかに専心していたか話した。というのは、一つの母親のイメージを消すことはもう一つのイメージが消滅することになるという考えに苛まれていたからである。それ自体固まったイメージ、すなわち客間の家具の間に立った、不動の、時間性を欠いた母親である。そして「もしもあなたがバカンスの間に亡くなったら、どのように私はそれを知ることができるのでしょうか」とその患者は私に言った。

このような転移の構成を背景に、エディプス三角と対比される二者関係を指摘するのが通例となっている。しかし、子供と母親が明瞭に二者を構成しているなら、花瓶を踏みつける必要はないのである。原因は明らかである。失われたものとしての対象の構成とその代理的な再発見なのである。二者択一するならば、2と3の間よりも、（偶然ではないにせよナルシスの数字である）1と2あるいは1と3の間の方が選択を強く迫るのである。唯一の対象とは「大文字の1」（UN）であり1にすぎないのである。その1を持つこと（それは別離を前提としている）というよりはその1であることのパラメディウス的支配なのである。

しかし、ウィニコットにならって、（同一性、生存、存在することの継続性という）存在の要求は土台がうまく形成されていないだけになおさら（生命を脅かすに至るほど）、憤怒に満ちたものであることを思い起こすことは重要である。（分析家が母親となる）将来のボーダーライン患者である乳児に対して、その時に勝利に満ちた調子で、「私は乳房である」と断言することは決して可能ではなかったであろう。それに対して私なら望んで、一次的ナルシシズムを形成する幻想の定式化を以下のように行うであろう。すなわち、「私は乳房である。故に、私は存在する」と。他の分析家によれば、この英国の分析家（ウィニコット）に関して表明しうる対立点は、リビドーの発達史からこの最初の時点を分離したことである。「存在する（être）とは愛されてあること（être-aimé）の略語である」。精神分析における存在の問題は実存的なものではなく、さらに存在論的なものではない。それは性的なものである。誰のために存在するのか。誰の愛のために。間違いなくこの点において精神分析における存在の問題は、「分析可能」となるのである。

結論を出すのはこの序説の領分ではない。しかし英国風にレジュメを試みることは可能である。

ボーダーラインという主題に関して、臨床と理論において分かち難い形で、何らかのことが発展したが、それはフロイトによって開かれた二つの道筋より始まり、フロイト自身によっては不均等な形で探究された。すなわちナルシシズムと「母親」である。「母親」という言葉は、母親の性と、乳児、子供、そしてウィニコットが「環境」と呼ぶものの間で織りなされる最初の関係が錯綜する心的複合体を指し示すための語り口なのである。ナルシシズムと「母親」の間で、ボーダーラインの病理はこの二つの境界を攪《かく》乱《らん》し、一方の脆さが他方の不確実性を絶えず問題にするのである。一つの訴えがそこから発し、その訴えはありとあらゆる分析、置き換え、掘りおこしを、ときに憤怒を伴って拒絶するのである。そして、その訴えは、その苦痛が解釈可能である、すなわち性的なものでありうることを拒絶するのである。そこに、実践、理論、そして方法のための挑戦が始まるのである。

文献

（1）Fairbairn R. Les facteurs schizoïdes de la personnalité（1952）, in *Nouvelle Revue de Psychanalyse*, n° 10, Gallimard, 1974. 同雑誌のこの号（Aux limites de l'analysable）は、次号（Figures du vide, 1975）と同様に、ボーダーライン問題に取り組む際、鍵となるテキストとして残されている。
（2）Freud S. Formulations sur les deux principes du cours des événements psychiques, in *Résultats, idées, problèmes I*, n° 2, pp.136-137, PUF, 1984.
（3）Freud S. *Trois essais sur la théorie sexuelle*（1905）, p.166, Gallimard, 1987.
（4）Freud S. Pulsions et destins de pulsions, in *Œuvres complètes*（*OCF-P*）, vol. XIII, 2e éd. p.170, 1994.
（5）Freud S. *Abrégé de psychanalyse*（1938）, p.60, PUF, 1949.
（6）Little M. Un témoignage. En analyse avec Winnicott（1985）, in *Nouvelle Revue de Psychanalyse*, n° 33, Gallimard, 1986.
（7）Stern A. Psychoanalytic therapy in the borderline neuroses. in *Psychoanalytic Quarterly*, vol. 14, 1945.
（8）Winnicott D. In *De la pédiatrie à la psychanalyse*, Payot, 1969.

第二章

境界例の生成と状況

アンドレ・グリーン

一、いくつかのパラメーター

その表題を聴きすぐに心を動かされたこのセミネールに、参加するよう私を招いてくれたジャック・アンドレに感謝したい。ここで問題となるのは、境界例が精神分析にとって新たなパラダイムとなるかという問題である。このように定式化した後で、私は、この問題をそれに添って取り組む必要があるという誘惑に駆られた。それに対する私の答えはまさにその通りであると言うつもりで、私はそれをあなた方に示すことを試みたい。

最初にこの問題を明確化したい。この二つの発表では、文献的総説が問題となることはない。この文献学は、私がすでに書き上げた論文[4]の中に見出される。それぞれの立場がかなり拡散しており、しかもそれほど多くの同質性を持っていないのでなおさら、文献の著者についての総説を行なうことは、あなた方にとってもそれほど興味深いものとはならないであろうと思う。

しかしながらこの文献上の問題にあなた方が興味を持つとしたら、「境界の概念」という私の論文[5]の中に、それらの時代的文献は収録されている。この論文で私にとって重要であったのは、先行業績の多かれ少なかれ網羅的リストを作ることではなく、相反する理論的視点が、いかにしてさまざまな著者たちに、異なった立場を守るようにさせたかを示したかったのである。

明確にしなければならないと思うもう一つの点は、私の発表が精神医学的なものにも精神病理学的なものにもならないであろうということである。それらは精神分析的経験に属するものである。精神医学の側からも、マイケル・ストーン（Michael Stone）のようにある種の著者は興味深い貢献をもたらした。ピーター・フォナギー（Peter Fonagy）とは理論上の立場を異にするため、それに関して言及するつもりはない。彼は、「国際精神病理学雑誌」の中で、諸認知療法家の業績に触発されて、私とは非常に異なる方向性を持った最近の見解を記述した(2)。

一九七五年にロンドンで開催された国際精神分析協会の総会でのテーマは、「精神分析の実践と理論の内部に生じた変化」であった。二人の演者が指名された。一人は、ヨーロッパ側の私自身で、その任務として、精神分析の実践と理論の内部に生じた変化を示さなければならなかった。その時ですらパラダイムの問題は暗黙のうちに提起されていたのである。プログラム委員会は、同時に北アメリカ側の、レオ・ランジェル（Leo Rangell）を指名し、彼は古典的理論のパラメーターの永続性を示す反対の視点を主張した。

これらの報告は、出版の前段階になっていた。それらは、当時時流にあった、「フランス精神分析雑誌」や「新精神分析雑誌」で出版は準備されていたのである。この時期ポンタリス（Pontalis）と私の間では緊密な共同作業が行われた。まさにこの総会に因《ちな》んで、これらの雑誌の巻頭のテーマとして、『分析可能性の境界において(3)』が提案されたのであった。ポンタリスも同意見であったが、これは、この雑誌の中で最良の巻であったと言うことができる。いずれにしろ、この巻はエポックメイキングなものとなった。このような事情でロンドンで行う予定の報告が出版されたのはこの時であった。

一年前に書かれ、一九七五年の総会のために編集されたこの報告の中ですでに、その頃大多数の精神分析家によって気づかれていた変化は、実際はその二十年前に起こっていたのだと私は指摘した。精神分析の歴史に関して、「この日からすべてが変わった」ということは、ほとんど当を得たものではない。しかしながら目印はつけなければならない。私は、かなり正確な仕方でその時期を特定した。私は、ウィニコットによって書かれた論文、「精神分析的枠組みにおける退行のメタ心理学的および臨床的側面」によって、その時期を一九五四年と特定した。

退行に関するこの論文を読むと、新たな精神が、すでに精神分析に吹き込まれていたことが明らかである。もちろん、もっと近づいて観察すると、ウィニコットはその貢献の質によって傑出しているが、多かれ少なかれ同じような考えにとりつかれていた一群の著者たちが彼に追従していることがわかる。その集団とは、バリント（Balint）、その以前には、フェアバーン、ガントリップ、そして多くのクライン派の著者たちである。私がウィニコットとともにこの変化を標識したのは、多分に恣《し》意的な選択によるものであるが、それは、彼がその中で最も傑出しており、その見解が私に最も多くを語りかけるからであろう。

しかし実際には、さらに以前に遡《さかのぼ》ることができる。我々は、その変化を時代に沿って着目してきた。一つの新しいパラダイムの誕生を推し進めたのは、フェレンツィの最晩年の著作、一九二八年から一九三三年にわたる後半の諸論文によってである。フェレンツィの症例についてこれ以上敷衍《ふえん》するつもりはないが、この点については、「新精神分析雑誌」の前述の巻で我々は一つの論文を発表した。あなた方も、その頃フェレンツィをフロイトと対立させた諸問題をご存じのことと思う。

レイモン・カーン（Raymond Cahn）の論文がこの問題点をよく説明している。[1] カーンは主張する。フェレンツィは、精神分析の枠組みを、すなわち精神分析家の分析者に対する態度を批判し、さらには多かれ少なかれ十分に統制された共感的感情を拠り所に、フロイトからの批判を引き起こすこととなるいくつかの技法的態度を採用している、と。フロイトは中立性の中にとどまることを求め、極端に贖罪的な態度から患者の救出に邁進することを望んでフェレンツィが実践し奨励したような冒険に、身を委ねる危険を冒さないことを求めるのである。

その時点でフェレンツィにとって重要であったのは、そしてそれが彼をフロイトと対立させる誤解となるのだが、心的外傷の本質が変化することをフェレンツィが報告したことである。それはフロイトが理解するのが困難であった事柄であったと私は思う。その証拠に、一九三七年にフロイトが、『終わりのある分析と終わりのない分析』を書く時、心的外傷、とりわけ性的外傷は、いつも従前通りの状態であり続けているからである。フェレンツィが我々に語ることは全く新たな事柄である。すなわち、心的外傷はいつも起こったことと関連しているわけではなく、起こらなかったこととも関連しているということである。

言わんとすることは、この時点で、フェレンツィは「大人の中に子供を探す」という特有のやり方で、停滞さらには静止、すなわち心的外傷に引き続いて起こる自我の能力のまぎれもない混乱によって特徴づけられる雰囲気を持つ精神分析のいくつかの状況を説明しようと試みたことである。それについて、「一次対象の欠如」と関連づけた幾通りもの語り口をあなた方も聞いたことがあるであろう。一次対象、すなわち母親の無反応は、ある種のケースで悲惨な帰結を引き起こすことがある。ある人々にとって、欲求という用語は不確かなものであるが、分析家の間では、その用語に依拠する時にそれが何を意味するのかが十分知られている。それは、情緒的欲求のことである。そこには子供の自我の瘢痕《はんこん》化しないまぎれもない傷が問題となり、その傷は自我の活動を麻痺させてしまう。性の領域でその傷がひき起こすことは、いずれにせよ、自我のレベルで起こることよりも重要ではないのである。

私は個人的にフェレンツィをウィニコットの真の祖先と見なしている。実際、たとえ新たな技法の適応が非常に異論の余地があるものであるとしても、精神分析において将来白日の下に現れることになる何物かをフェレンツィが発見したことは明らかである。興味深いのは、フェレンツィの考案したいくつかの適応をいかんなく利用したのはハンガリー学派ではない、と私は考える。バリントの業績に対して我々が持ち得るあらゆる関心にもかかわらず、その業績は、私の意見ではウィニコットの貢献のはるか後方にある。しかしウィニコットは、フェレンツィに対する特別の恩義を自覚することはなく、他の系譜の出自である。それは、メラニー・クライン（Melanie Klein）の系譜である。

実際事態はフロイトまで遡り、すでに果実の中に虫が巣食っていたことを知らしめるのである。

強調すべき第一の点は、パラダイム、すなわちモデルの変化であるが、私はそこで話を打ち切りにはしない。フロイトにとって、精神分析理論の出発点は性倒錯のモデルであることは明らかである。確かに、子供の多型性性倒錯と大人の性倒錯の陰画としての神経症の間には一種の有機的結びつきが存在する。フロイトは、非常に長期間この方向性を追究することになる。しかしながら、一九二四年、すなわち第二局所論を練り上げた直後、彼は、自らに疑問を課し、神経症を精神病に対置することは正当化されないのではないかと自問し始めることになる。『神経症と精神病』は、一九二四年のこの二つの論文のうちの一つの表題で、二つの論文の主題である。一九二七年に、フェティシズムに関する論文によって作られた分岐点が存在し、そこでのフェティシズムは、依然性倒錯の次元にとどまっているが、分裂（clivage）と否認（désaveu）の記載によってその本質的発現は自我のレベルで起こるものとなる。フェティシズム概念の重要な貢献は、まさに、知覚を否認する一方と、それを認識する他方という、まさに二つのシステムの併存にある。

フェティシズムは、何においてこのような革命をもたらすのであろうか。フェティシズム以前までは、私見であるが垂直的と評したい防衛モデルを我々は持っていた。言い換えれば、無意識の中に抑圧されたものをとどめる抑圧があった。その結果我々は、抑圧されたものの回帰に立ち会ったのである。それは、階層的連関にそって起こるのである。分裂によって垂直性がもはや存在しなくなった時に、水平性が現れる。二つの判断が共存し、その二つは相互に互いを棄却するものではない。「はい、私は、女性がペニスを持たないことを知っています。いや、私はそれを信じることができません」という具合である。

今日分裂という用語は、文献において誤って用いられている。クライン派の分析家がそれに与えた意味は、フロイトがそれに与えたものではまったくない。分裂において、一部分だけの認識、すなわち真実を認識することが存在することをフロイトはずっと主張してきたのである。意識から隔てられているような部分について語るときに、クライン派の分析家のように、その部分が抑圧されているよりもさらに垂直的なやり方でその分裂した部分について語ることは、フロイトがそこで理解したことと何の関係もない定義なのである。

モデルが変化したという証拠は、『精神分析概説』の中で精神病性寸断化（morcllemennt psychotique）を記述する際に、フェティシズム、すなわち分裂のケースをフロイトが再び取り上げようとすることに見てとれる。実際、クライン派分析家が、「微小スプリッティング」（minute splitting）と呼ぶもの、すなわち無限に反復される一種の自傷的分裂（clivage mutilant）の等価物としてフロイトは精神病性寸断化を記述する。この時点で興味深いこと、そしてそれは一九二四年以来フロイトが観察してきたのであるが、自我が崩壊しないために、烈隙、亀裂、刻み目を甘んじて受けるような、自我の統一性を侵害する機制の記述である（フロイトはそれを数文で記述しているがそれ以上ではない）。要するに、これらの機制は、過去の心的外傷の一連の瘢痕を残し続けることになるのである。これらの瘢痕は、「人間の奇矯や狂気に対応し」、性倒錯が性にとって何であるかという問題について、自我にとっての等価物である、と記述するようにフロイトを導くのである。それこそが、フロイトの後半の著作から引き出すべき着想である。すなわち、性倒錯が性にとって何であるかという問題の自我のレベルの等価物を探求することである。よって以上がパラダイムの変化である。

フランスにおいては、ラカン派覇権時代の一九五三年から一九七〇年まで、自我に関心を持つことは禁止されていた。そのことに関して考察しようとしたたった一つの事実に対しても、「自我心理学者」であるとの非難の一撃が見舞われたが、それは、中傷的意図の純粋なでっち上げである。というのは、フランスには、自我心理学のただ一人の信奉者もいなかったからである。本当にたった一人も。それに反して、その事情が自我に関する研究を麻痺させた。しかしながら、アメリカ合衆国には自我心理学者はたくさんいる。ハルトマン派分析家である自我心理学者の周到に練りあげられた理論を読むと、我々は幾分遺憾に思う、なぜならそれらすべては、我々がフロイトの精神分析の著作から取り出した見解と対応するものではないからである。自我に関して考えることの禁止がなかったならば、そしてフランスにおいて我々が、一人の人間として、「自我は、主体の鏡像的同一化の産物である」(それはそうだが、それればかりではない。)というラカンの厳命に従わなかったならば、さらに、我々が他のやり方で自我の分析に着手する正当な勇気を持ったならば、時を経て累積されたが、結局は我々が境界例とともに取り戻すことになる遅滞が生じなかったであろう。

だが、私が立ち戻りたい点、それは、一九二四年からフロイトが自我のレベルの何ものかを探し始めるということで、様々な性倒錯が性にとって何であるのかという問題についての、その何ものかが自我にとってその等価物であることを思い起こすことと無縁ではないのである。彼は適応の側面から探求することはなく、それは彼の興味を引くものではない。彼はまた、現実性と直接の関連を持つような何ものも探求することもない。第一局所論の全ての時期には信頼を寄せていた自我が、その起源、すなわちエス(le ça)から分化した一つの形態であるが、常に一次的分化過程に結びついているという「その起源故に」、あまり信用できないと彼は疑うのである。

彼は人間の狂気について語る。ここで言う人間の狂気は、上述のように、精神病ではなく、もっと一般的な他のものである。そこにフロイトをとらえる直感が存在する。一つのことが確実であるが、それは、分裂と自我の関連について焦点を当てることが中心的な問題であるということである。というのは、フロイトの著作が防衛過程における自我の分裂で閉じられており、そこではさらに、自らの発見の射程を広げるためにフェティシズムの例が再び取り上げられているからである。

フロイトの著作の終末部に注意を引くだけでは十分ではなく、初期の著作に向かわなければならない。フロイトが、治療法としての精神分析は転移精神神経症に焦点づけられていると断言する時、我々の興味を引くのは転移の概念である。なぜならそれが二つの異なった適用例を包むからである。

第一のものは、リビドーの心的現象への転移に関連する。この点で転移精神神経症は現実神経症から区別されるのである。さらに、転移精神神経症は、転移へと向かう精神神経症である。すなわち身体的リビドーの心的リビドーへの転移が存在するのと同様のやり方で、過去の対象の現在の他の対象への転移可能性、すなわち精神分析家への転移可能性が同様に存在するのである。それ故に初期の概念が、転移精神神経症、転移神経症、幼児神経症を介したそれら二つの神経症の結びつきという整合性のある三連作を拠り所としているのである。転移精神神経症の転移神経症への変化が、幼児神経症への接近を可能とし、それが分析されることによってこの二つの神経症を解体すると想定されるのである。

しかしながら最初の段階で「自然な病い」から「人工的病い」への変化が起こる。それが分析者と分析家の関係の現実性に関連する転移なのである。したがって、「自己愛者には転移が存在しない」とフロイトが我々に語ることとは、多くの議論を引き起こす。今日では、「フロイトは間違っている」、「精神病患者は、かくかくしかじかの非常に激しい転移を形成する」等々我々は反論する。しかしそれは、フロイトが理解する意味での転移であろうか。ここで我々は、分析家個人のもとである了解性の実体が他のレベルの了解性の実体へと移ることには関わっていないのである。幼少期の様式とその二つの実体の関係を分析することが転移を解消することを可能ならしめるのである。

そこでは、「フロイトは間違っている、臨床経験は精神病患者にも転移は存在することを示している」と同時に言いうるが、「フロイトは正しい、なぜなら問題は、その転移がどのように、またどのようなやり方で作業可能なのか」と問わなければならないと私は思う。

結局、境界例の問題は、最初は精神病と混同された、いわゆる自己愛神経症との関連で初期の時期に提起されることとなる。しかしながらそれは初期の時期だけである。このため、非常に長きにわたって、我々が「境界例」と呼ぶ用語は、「精神病（とりわけ統合失調症）の境界状態」の縮約語であると考えられることとなる。由緒あるラプランシュ（Laplanche）とポンタリスの精神分析辞典を開けば、「統合失調症の境界状態」を見出すこととなる。

今日、境界例が統合失調症の境界にあると我々は考えるだろうか。私はそうは思わない。より控え目に、「精神病の境界にある」とは言うであろう。あなた方が数種類の辞典を調べてみれば、問題が焦点づけられていないことがわかるであろう。なぜなら著者によって理論体系が相互に排他的であるからである。「境界例は存在しない。人は、神経症であるか精神病である」というのがラカン派の公式の立場である。あなた方が、今日神経症の中に自分の姿を認める余地はほとんどないので、あなた方に残されたやるべきことを知らなければならない。

精神病性の機制と防衛と、神経症性のそれとは、相互に排他的ではないという他の立場が存在する。両者は十分共存しうるのである。それがライクロフト（Rycroft）の立場である。

ナルシシズムの問題は、まったく根源的なものである。しかしだからと言って、境界例は、「自己愛神経症の境界にある状態」であると結論づけざるを得ないということにはならない。あなた方もご存じのように、一九二四年以降フロイトにとって自己愛神経症はメランコリーにしか関連しなくなるだけにますますそうなのである。統合失調症は自己愛神経症ではない。それはなぜか。なぜなら、まさにフロイトは、寸断する破壊性と、それとはなお異なった事態である自我および対象に対して破壊的なメランコリーとの間に暗黙の区別をしていたからである。自己愛神経症と精神病は異なっているのである。自我がそこでは異なった仕方で機能することが想定できる。我々が境界例を定義するならば、精神病性機制がしばしば観察されるとは言え、統合失調症、いわんや精神病との関連においてではない、と私は主張する。それはなぜか。

私は境界を一つの概念とみなすことを提案したが、それはこれまで行なわれなかったことである。ある日この横の建物(原注1)で発表をしに来たことを私は思い出す。「そう、あなたは言葉遊びをしていませんか。境界例と呼ばれるものがありますが、それに対してあなたは概念としての境界とおっしゃいます」と私に言う人がいた。そう、しかしそれを言ったのは非常に肩書きが立派であるが愚鈍な精神科医であった。私はそれ以上彼と議論することはできなかった。なぜなら、境界は精神分析において非常に重要な概念であるからである。絶えず境界が問題となることを見るためにはフロイトの著作を概観すれば十分である。

欲動とは何か。それは境界概念である。ある日私は、優秀な同僚の一人に、欲動の定義を境界概念として言及したところ、彼は私に、「それは私には分からない」と答えた。彼はお気の毒である。それは私にとって何らかの意味を与え続けている。境界概念、心的なものと身体的なものの境界にある概念、概念化されうるものの境界にある概念。

フロイトが、第一局所論の中では意識、前意識、無意識の間の関係、さらには第二局所論では、エスと自我の間、自我と超自我の間の境界や、それらの審級の間でおこるあらゆる交流について明瞭に語るが、それらの心的装置に関して記述していることを見ると、彼が異なった審級の間の移行のレベルで起こるこ

(原注1) La clinique des maladies mentales et de l'encéphale de la Faculté de Médecine de Paris.

とを考慮に入れていることは明らかである。彼は、「これらの関係は、明確な境界を持つ地図として定義されるとは思わないでください。それは、境界がぼかされた印象派の絵画により似ているのです」と言い、印象派の絵画との比較さえ行なっている。現在我々が理解するのは、境界が心的加工領域であるということである。自我の境界は必然的に、他の二つの審級、エスと超自我とからみ合って存在していると我々は考えた。

しかしながら、フロイトが明らかに無視していた問題が存在する。それは、自我の対象との境界の問題である。そこでまさに、それまでほとんど問われることのなかった新しいパラダイムのすべての問題が提起される。フランス以外の外国で現在非常に広範囲に広がった対象関係理論によって欲動理論が置き換えられたやり方で考えることを課せられたのである。この理論は、イギリスで公式のほぼ教義となっており、アメリカでも現在ではそれほど多くの抵抗にあわず、フランスには偽装された形で再出現している。さらには、間主観性が今では勢いを増している。その定義が学会の辞書ではまったく同一である主体と対象という用語の互換可能性から見て、驚くべきことではない。同様の例をあげると、「自然の身体は物理学の主体である」、「自然の物体は物理学の対象である」とその辞書の中に出ている。

結局この対象関係の新たなパラダイムが欲動のパラダイムを後退させたのである。フロイトにおいて対象に関するある種の欠如があることを認識しなければならない。それは否定しがたい点である。フロイトが対象を無視した理由は、私の意見ではあるが一部は個人的次元の偏見に由来する。フロイトは精神分析の臨床や実践をそれほど好きではなかった。それに対して対象関係の理論は、精神分析の実践の条件や転移の分析の上に形作られるのである。

また、対象関係論にあまりにも依存すると、そこで精神分析の科学性が失われるのではないかとフロイトは恐れていたと私は思う。彼は、無意識に関する発見物を絶対視しないような分析家との関係の影響を強調することをあまり欲しなかった。彼は自らの理論に、それがいわば諸状況から独立するための十分な普遍性を保証することをあまり望んだのである。同様に、彼は、精神分析理論が精神分析の実践に限定されることも望まなかった。それは、彼がその点について妥協を許さないことが明らかである根本的問題点であった。精神分析は一つの方法であるということが第一の点。ある種の状態の治療に応用できる、つまり治療法であるというのが第二の点。それは、経時的な集積によって、ついには一つの教養を形成することになる認識の総体であるというのが第三にして最終の点である。

この状況の帰結として、今日我々は、応用精神分析の危機に立ち会っている。その危機は、どんなに好意的に見ても、実践される治療が中心になることを結果的に強調しており、文学、人類学あるいは他のものであれ、応用精神分析に対して軽薄であったと精神分析家が見なした批判の一撃という結果を招いたのである。

我々はここで一つの問題の前にいる。それはなぜか。なぜなら、精神分析が本当に実践理論ならば、普遍的な知に対するすべての野望を失うことになる。精神分析は、背後に居る精神分析家の寝椅子に横たわる一握りの個人に関して得られた経験の理論化になってしまう。それは、まったく縮小されたサンプルであり、いかなる場合でも精神病理学の全体についても、文化的次元や他の次元であれ治療を凌駕《りょうが》するような事実についても、そう主張することはできないであろう。

神経症にまったく似ていない一つの部類の患者がいると気づかれた時に、問題が提起されたのである。

今日あなた方が、あえてそう呼ぶが、明らかなヒステリーを分析で診ることになり、症例ドラを再読すると、「まったく同じではないが、止むを得ないか……」と自問自答するであろう。あなた方が強迫神経症を分析で診ることになり、症例ねずみ男を再読したならば、確かにあなた方が扱うことになる臨床形態と様々な相違はあるが、強迫神経症自体は、ほとんど変わらなかったことを確認するであろう。

しかしもし境界例を診れば、狼男以外フロイトの著作の中でそれに似ているものはなにもない。まあ、それも怪しいが。狼男は、精神分析の最も見事な失敗であったと言われている。それは間違いではない。この狼男に関して我々は豊富な資料を有している。ルース・マック＝ブランスウィック（Ruth Mack-Brunswick）との第二の分析、次にアイスラー（Eissler）やゾルムス（Solms）の治療、狼男がミュリエル・ガーディナー（Muriel Gardiner）と持った接触がある。また彼自身の回想録もあったし、最後に、ジャーナリスト、カリン・オプホルツァー（Karin Obholzer）との対話もあった。したがって我々は、狼男について、フロイトの他の患者よりも少し多くのことを知りうるのである。そして実際に、境界例の治療において観察しうることを我々に思い起こさせるまさに何かが存在するのである。しかしながらそれは、遠くから聞こえるこだまに過ぎない。少なくとも私の意見では、（アメリカ合衆国ではサールズ〔Searles〕という例外があるが）ビオン（Bion）同様ウィニコットといった、イギリス学派の大立者の現代の著作を読んでみると、我々に馴染み深い臨床的な現実を語りかけてくれるのである。

さらに話を進めよう。私は、ウィニコットによって治療された女性患者の分析作業を継続する機会を得たことがある。(8) 結局私は、一方で、『遊ぶことと現実』の記載からしか知らなかったこの女性患者が何であったのかを近くから観察し、ウィニコットがその患者の分析を行ったやり方との一致点ばかりでなく不一致点も確認する機会を得た。また他方で私は、彼が記述したことが、彼女との関係を結ぶやり方にまさに対応していたことを確認する機会も得た。分析家が嘘をつかないことを確認することは非常に重要である。それは、分析家の診察室で起こることを誰も知らないので、確認できる機会はそれほど多くはないのである。さらに、患者に関する報告は、常に信頼できるものとは限らない。このような症例において、またこの女性患者の根本的精神病理に関して、ウィニコットが記述したことを私はすべて承認した。多分解釈の仕方に関して私とは異なっていたのである。この症例に関する手短な記述をしてみよう。

かいつまんで話すと、このケースはロンドンでかなり名の通った分析家に最初の分析を受けた女性患者であるが、その分析は破局的な仕方で終了し、混乱した転移、陰性治療関係だけが残った。彼女は、ついで複数の分析を試みたが、そこで彼女はさんざんな目にあったし、もちろん分析家たちも彼女とあらゆることを行った。ある分析家は彼女の髪を撫でたし、他の分析家は、彼女の頭を膝に置くように座ることを許したし、また反対に第三の分析家は、彼女を指導し、彼女に助言を与えた。要するに彼女はすべてを体験したのであった。何故かわからないが、ウィニコットに診てもらいに行くという考えを持つまで。

ウィニコットはこの患者についてであることを記述するが、私はそれを、「陰性のもの」(le négatif) に関する記述の中で再び取り上げることになる。彼は、かつての分析家との間にあった転移関係について語るが、それはもちろん、彼女が以前の分析家について長時間語るという事実からなのである。「彼（以前の分析家）の陰性の部分が、私の陽性の部分より大切であった（The negative of him was more important than the positive of me)」とウィニコットは記す。他にもあるのだが、これは、イギリスの分析家たちが自覚せずに「陰性のもの」の概念を操っていることを示すために、私がたまたま使った文章の一つである。

今度は、この「陰性のもの」をどのように見なすべきであろうか。ここでは少し離れて見る必要がある。

第一に、心的装置のあらゆる概念は、境界に対する関連を持っているということ、他方、境界は加工領域であること、そしてこれらの加工領域は心的内部のものであり、心的装置と対象の間にあり、間主観的であることを意識する必要がある。

対象の概念は非常に複雑である。というのは、「自我の内部の」対象と自我の外部の対象があるからである。対象の概念について語ることができるのは、これら相互の転換の動きの中においてである。狭義の内的対象という概念は、私の意見では成立しない。一つの対象以上のものが常にあったということを主張することによって、対象の概念を統一しようと望むことは全く根拠がないと私は主張した。私はこの業績をあなた方に参照させるが(7)、程なくその点には触れる。対象から自我に立ち帰るために重要なことは、ボーダーラインの研究が自我を背景に押しやることができるとは考えられないということである。とりわけその対象との関連において。

自我は何によって特徴づけられるのか。それは、二つのタイプの不安、すなわち、一方の分離不安、他方の侵入不安によって特徴づけられると私は思う。すなわち、我々はそこで、自我の境界概念が非常に正確な意味を持つことがわかる。というのは、実際のところ、境界で遊ぶことが問題となるからである。これらの患者の研究によって、あるいはまた彼らに、(例えばある女性患者が、「私はスポンジです」と言うような)並外れた「多孔性」(porosité)が存在すること、他方で侵入に対する極端な過敏性も存在することを我々は皆熟知している。このことが、直接的な技法上の問題を提起することになる。沈黙の態度を採用するという問題ではない。なぜなら患者を対象の砂漠に再び沈めることになるからである。この点については次回に立ち戻ろう。しかしながら、クライン派の技法は、並外れて侵襲的で、しばしば耐え難いように思われる。実際のところこれらのケースで、ウィニコットの移行性の理論が非常に貴重であるのはそういった理由からである。

この移行性の理論は移行対象について語るが、それは、乳房であると同時に乳房ではないのである。すなわち、理論にパラドックスを導入することであり、移行空間と関連した移行性に基礎づけられた象徴化概念の提示であるが、その移行空間とは、分離が起こったが、潜在的に結合も起こりうる境界にある空間なのである。ここで我々は、構造主義から生まれたラカンのものと全く異なっており、またアリストテレス的象徴化とも異なった象徴化の概念を扱っていることが見て取れる。心的現象にとってのポテンシャルのある空間という観念は、全く根本的なものなのである。なぜならその観念が、あらゆる潜在能力の次元を押し開くからである。

あなた方が、境界例を神経症に対置する見地に立つとすれば、それはたやすいことである。これらの分離および侵入不安は、たとえ象徴的な去勢であれ、カテゴリーとしての欠如であれ、古典的なパラダイムとあまり関係がないことを示すこともあなた方はできるのである。しかしながら、あなた方が異なった視点に立ち、ボーダーラインのモデルを神経症のモデルと積極的に比較することに努めれば、神経症にとって去勢不安であるものが、境界例にとって、分離不安であろうと結論づけることができる。さらに、女性にとって、神経症の貫通不安は、境界例における侵入不安に対応するであろうと言うこともできる。このようにしてあなた方は、新たな精神で、「この体系のこの場所を占めるものは、他の体系の他の場所を占めるものと対応するものである」と仮定することによって比較研究的見地の角度から物事を見ようとすれば、神経症か境界例かという対置に基礎づけられた概念から抜け出すことができる。それはまさに、フロイトがヒステリーと強迫神経症に対して行ったことである。彼は常にその一方を他方との関連で記述した。彼が、他方の神経症において対応するものや対立するものに触れることなしに一方の神経症において記述している一つの資料も存在しない。

今まさに上に記述したことに立ち帰るとしたら、それは私が提案した一つの新しいモデルが関係するからである。そこでは私は、心的現象の境界にある二つの領域、一方では身体（soma）の場、他方では行為（acte）の場を対置したのである。ビオンによって記述された視点に従えば、これらの境界例は、境界から排泄し、排出する過程を発動させるのである。身体において、あるいは行動によって何らかのものが排出される。ここで注意してほしい。身体は肉体（corps）ではない。身体は、まさに生物学的機構である。肉体は、リビドーによって、シニフィアンによって貫かれているのである。この身体概念を用いれば、心身症のモデルを精神分析に統合する可能性があるのである。他方、行為、すなわち現実界への放出は、他の解消の様式なのである。その点については後で立ち帰ろう。

今度はいわゆる心的現象に焦点を絞ると、私はこの領域を二つの根本的機制に従って定義することを提案した。

第一のものは、分裂であるが、フロイト的な意味ではなく、クライン派の意味での分裂である。これは文献を読んでみた結果である。そこでの分裂は、多様な単位、多様な分野——プシケ／身体、両性性（男性／女性）、思考／行動等々——に関連する。それは必ずしも破壊性の分裂ではない。それが最も頻繁に認められるものではあるが。

この分裂に対して、私が抑うつの名のもとに記述はしているが、臨床的抑うつとは何の関係もない第二の機制を私は提起する。このうつについてイメージするためには、大気の低下のような、抑うつやメランコリーにおいて明証化されうる精神病理学的機制には対応しない緊張の低下の次元にあるものを想定しなければならないと私は考える。この点に関しては、「本態性抑うつ」（dépression essentielle）を記述したピエール・マルティ（Pierre Marty）に近い。彼がそれを本態性と呼んだのは、まさに明らかな葛藤なく現れる抑うつであるからである。

そこでは葛藤理論が問題となるのである。まさに葛藤は明らかには見えないのである。あるいはいずれにしろ葛藤があるとしても、発現する抑うつはそう言いたければ、自己破壊の結果であるが、その自己破壊は自殺することではなく、生の意欲の喪失、我々の生気的緊張を構成するものの減退として発現するのである。このような概念の前であなた方はたじろぐかもしれないが、誰かが抑うつ的となると、その人は、朝ベッドから出られない時、その生気的緊張の喪失が意味することを十分知っているのである。分析家たちが、エネルギー的視点を批判する時、彼らはまったく抑うつ患者を診たことがないのかと私は自問するのである。抑うつ患者にとって書くためにペンを持つことさえ精神的疲労感をともなうため、多大な努力を要することを彼らは知らないのであろうか。その疲労感は、自我の能力を消耗させる備給と備給の撤収との間の葛藤の結果なのである。

それではまとめに入る。心的空間を取り囲む身体と行為は、排出の領域を供給するのである。心的空間は二つの根本的機制によって支配されている。それは分裂と抑うつである。

　これは、一九七四年に私が書いたことである。私はずっとそう考えているであろうか。時の流れとともに私はもう少し控え目になった。なぜなら、私の助けとなる経験は、それよりももっと複雑だからである。それ以降に私の臨床経験は発展したが、私は、私の理論化の中にそれを包含しなかったことを認めたのである。

　それはまさに、イギリス学派の業績が絶対的にかけがえのないものであることと関係している。彼らの業績は、我々がフランスで推し進めたよりもはるか遠くにこの臨床を推し進めたのである。特に何が重要なのであろうか。ウィニコットが、移行性の不全として記述したすべてのことが重要なのはもちろんである。『遊ぶことと現実』は偉大な書物であると私は考えるのだが破壊の形態をまったく取らないそれらの破壊的活動をどのように報告するかを見るためにはこの本を読めば十分である。そこでは対象の利用についての論文、あるいはラカンに対する一つの解答である母親の鏡像の役割についての論文、あるいはまた男性および女性の領域の間の分裂についてであるが、一種の心的消滅についての論文、等々。私の意見ではそこに探求すべき巨大な領野が存在する。

　それらすべてのメタ心理学はどこにあるのであろうか。ウィニコットに因る主観的対象と客観的に認識された対象の間の逆説の概念は、すたれさせるべきでない逆説で、我々がそこに基礎を置き、それを拠り所とする一つの事実なのである。

　ビオンの業績もまた多大な有用性を持っている。ビオンの言う構造がはっきりと示すのは、思考禁止にまつわる夥しい患者の努力である。それは考えないことなのである。ありとあらゆる方策は、考えることを妨げるために患者にとって都合の良いことである。我々は、とりわけその帰結を、薬物中毒、薬物嗜《し》癖《へき》、拒食症と過食症、睡眠への逃避、投影、否認等々で観察する。私は、何年にもわたって週末をベッドで過ごす何人もの患者を診ている。彼らあるいは彼女らは月曜日の朝を待っているのである。なぜなら職業的活動が再開されると、彼らは他のことあるいは他の人について考えざるを得なくなるからである。

　フロイトによって採用された最初のモデルは、夢についての夢／語りのモデルである。これは、表象モデルであり、幻想に基礎を置いたモデルである。私の意見では、このモデルは、一九一四年からフロイトによって再検討されることになる。そして一九二〇年に、反復強迫とともに断絶が成し遂げられる。その際に反復によって行動するモデルが現れ、以前のモデルに取って代わる。無意識がエスに取って代わられるように、表象は欲動の動きに場所を譲る。ここに一つの収斂《しゅうれん》があることをおわかりになるだろう。

　すでに私が言及した二つの他の契機を同様に忘れないでいただきたい。最初は、性倒錯／神経症の関係、性倒錯の陰画としての神経症であり、第二には、神経症と精神病の対比である。今や私はあなた方に、それらを二つのモデルと結びつけることを要求したい。それはすなわち、一九二〇年以前の夢についての夢／語りモデルと、そう言ってよければ、一九二〇年以降の、行動における反復強迫と、幻想の放出そして／あるいはものごとの表象の形での幻想の加工というモデルである。

　しかしながらフロイトが、行動、放出、反復のモデルを導入する時から、行為のモデルが心的加工にとっての脅威として精神分析の中に入り込むことになる。その行為のモデルは蔓延《まんえん》する、言い換えれば、ビオンが示したように、行為から最も離れているように思われる心的加工物が行為の構造自体をまさに採用することである。境界例の場合、彼らは幻想に関わっていると思われる。実際その幻想は行為の構造を持っているが、それは、ビオンが言うように、この幻想の役割は、何であれ加工することではなく、排出されることなのである。そしてそこで我々はまた、心的装置に起こった著しい変化を理解するのである。心的装置は単に加工する装置ではなく、また抑圧することで満足する装置でもない。というのは、抑圧することは保持することだからである。それはまた、否認、排除、分裂によって排出し、消去し、その結果自己破壊する装置である。そして分析家がこれらのことを意識していないと、彼は肘掛け椅子で分析者の話を何年にもわたり聴くが、何が起こっているのかわからない、実際何もわからないのである。

それではどのように話が終わるかは、次回にしよう。

二、神経症との理論上、臨床上、技法上の識別

未知の聴衆に向かって話す際に、扱うよう要請された主題に馴れ親しむレベルからその聴衆が一つの精緻な観念を抱くことは困難である。確かに、前回の発表の後私に質問しに来るか、私を探しに来る人たちがいたが、彼らは私が推し進めたいくつかの主張に当惑させられた様子をしていたのであった。

一方で私の話の整合性について、他方で、一般に広まっており、誰も議論することさえ考えない一種の正当性を現在獲得している諸概念のある種のリストの役割について私はもちろん自問した。

こうして、たとえば、私の前回の発表の後提起され、私に出された質問の中で、「これらの患者では、欲望との関連が当を得たものであるかは疑わしいことがありうる」という私の主張にある人は極端に困惑していた。その人は、「ええ、あなたは、これらの患者には欲望がなかったとおっしゃいました」と言った。それはまったく私が述べたことではなかった。欲望の代わりに他のものがあると私は言ったのであ

る。欲望は、神経症であれ、精神病であれ、あるいはあらゆる他の多様な診断であれ、すべてのカテゴリーの患者に適用可能な事象であることは当然のことであるように思われる。

本日は、話を逆戻りさせ、前回十分に触れられなかったが、より正確なやり方で議論されることが必要ないくつかの点に多分立ち帰らなければならないと考えた。たとえば、神経症と境界例の差異に関して。

そこでは、疾患分類上の議論ではなく、神経症の理論化に適用される理論的標識の整合性について考察することが重要となるであろう。今述べたように、私は、疾患分類上の診断基準からこの問題を再び論じようとは思わないが、臨床に基づいてこの区別を行いたい。なぜなら、まさに重症神経症と境界例を鑑別するという問題が生じうるからである。ヒステリーであれ、恐怖症であれ、あるいは強迫神経症であれ、すべての神経症のカテゴリーについてこの問題は真実でありうるのである。

重症神経症は境界例と異なると私は考える。問題となる重症神経症が、ヒステリーであれ、強迫神経症であれ、この二大カテゴリーにとどまるには何によって特徴づけられるのであろうか。この二つの神経症の場合、まずは固着の執拗さ、不安の抵抗とも言える特徴、分析による症状の微弱な流動化、そして転移の分析による症状の限られた変化、防衛機制の硬直性を示唆するゆえに、我々は重症神経症と呼ぶのである。集塊となった、ほとんど陰影のない形でそこでも現れ、治療の間にほとんど変化しない転移のいくつかの特徴を、私はもちろん考えているのである。

このような病像によって、一九六〇年代の分析家たち、その中でも非常に優秀な分析家たちが、当時流行していた表現に従って、これらの患者たちには精神病性の核と呼ばれるものが存在することに依拠するよう導かれたのである。それどころか、潜在性精神病性構造とも呼ばれるものまでにも依拠することになったのである。このことは、我々を境界例の問題に連れ戻す。この精神病圏への接近は正当化されず、神経症はその定義上軽症であると考えるいかなる理由も厳密には存在せず、そして、精神病性の核の存在を疑いうると見なすためには神経症が精神分析的治療に反逆的特徴を示すことだけでは十分ではない、と私は分析経験から学んだのである。この問題は解決するのが容易であると私は言っているのではなく、あなた方にお伝えしたいと思うことは、まさに境界例は他の特色によって特徴づけられるということである。

この状況をヒステリーよりもさらに際立たせる一つの症例を取り上げてみよう。すなわち強迫神経症である。強迫神経症は、精神分析の臨床の中で、きわめて特徴的な地位を占めている。というのは、それは、その見かけの明瞭性、無意識過程の読みやすさ、自我機構の防衛様式、素材の中に現れる固着などはすべて、しばしば驚くべき明瞭さを持っており、同時に、明らかに分析家に、了解する瞬間から分析は有効であろうという感情を与える神経症である。

何もやはり確かではない。この読みやすさ（私はそれを透明性とは言わない、それは別物である）という標識は、非常に堅固な肛門性固着の頑迷さをよく表わしており、本質的にサドマゾ的様式で前性器的機構によって引き出された疾病利得は、取り除くのが難しいままで、この場合には、性器的領域への接近の次元の何物かが欠けている。したがって頑迷さを強調して、一九〇八年フロイトが肛門期の性愛的特徴について述べ、記述したことを考えてみればそれは驚くべきことではない。また、これらの患者は転移において これらの特徴を示すが、彼らは、情動の分離、事後的な取り消し、あるいは反動形成という古典的な機制によって身動きできないままであることも同様である。私はこれらの重症神経症の治療に対して提案するための魔法のような解決法を持ち合わせているわけではない。精神病性の核を引き合いに出すためにフロイトが話した精神病へのつながりを確認するだけでは十分ではなく、これらの場合問題となるのは別物であり、精神病性の核とは、私が今記述したこととたぶん対極にあるものである、と私はただ言いたいのである。

実際、フロイトが『制止、症状、不安』の中で言っているように、神経症性の自我は無傷で、神経症者において精神病性の解体の徴候を明らかにすることはできない、ということを指摘することは重要であると考える。一九五〇年頃、ブヴェ（Bouvet）の業績の影響から、強迫神経症の離人症との関連を明らかにすることが試みられた。強迫神経症あるいは強迫症は、離人症に対する一つの防衛を形成しうるのだということが主張された。しかしながら、たとえこの関係が明らかにされたとしても、離人神経症において確認される障害は、私見では、精神病性ではない領域に属しているのである。その領域が精神病的でないというのは、自我の機構に持続的損傷はなく、それらの離人発作は危機的エピソードの枠内にとどまるからである。離人症は、我々が精神病で常に立ち会う何か、すなわち、自我の氾濫《はんらん》、それどころか自我の崩壊を示す寸断化の機制と全く関係することのない不安のある種の様式に位置づけるべきである。

ここで私は、当然批判に値することがあり得る一つの立場を採用したことを自覚している。しかしそれは、私が立ち位置をおおまかに知ることができる鑑別のための基準を保持することに私がこだわるからである。私は、一般化された潜在性精神病の考えに依拠しないが、その考えは、クライン派のウルガータ（ラテン語訳聖書）に従い、我々すべてが全人類に受け継がれているものの一部である幼児精神病で苦しむことを主張するようなものであるからである。私はこの潜在性精神病という概念を認めない。問題を解決するために人格のいわゆる精神病性のレベルを当てにするべきであるとは私は考えないからである。これらの局面が存在する時、それらは複雑な神経症性構造に属するのである。

分析から期待できることに関して混乱をさせるために、我々が一つの考えをいだくことを正当化する一つの輪郭を、臨床的検討を通してはっきりさせることができるような出発点を定めることが望ましい。常に分析家にとってあまり心地よくないこと、そして一旦分析が始まってから罠にはめられたと感じさせることがある。当然、無意識の発現によって驚かされ、それがまさに探求されることであるが、分析を引き受けることを決断し、しかも治療が始められている何回かの予備的なセッションの後で、そのセッションを通して確かめたことと実際の分析が非常に異なっていることを発見し、むしろ危険で、波乱に富み、混乱したその後の経過と出口を見つけるのが非常に不確実であることを恐れさせることによって驚かされないことが重要である。私は、境界例の分析に反対であることはまったくないが、後に意に反してそのケースに忍従しなければならないことよりもむしろ、前もって私が何に拘束されるのかを知りたい。

それでは今度は境界例自体の問題に移ろう。前回の発表全体をこの問題に費やしたが、本日は最も特徴的な局面に取り組む。「神経症ではこうなるが、それと似た境界例でどのようになるのか[9]」というようにして神経症を一つ一つ取り上げ、問題を提起することもできるだろう。私は、ヒステリーについて、強迫神経症についてそれをすることもできるだろうが、それがあなた方にとってそれほど興味深いとは思わない。

その代わりに私は、あなた方を前にして、まさに境界例において見出され、またそこで神経症で起こることとの違いがわかるいくつかのパラメーターを再び取り上げることができる。

境界例によって示された関心へと向かう変遷が、すでにフロイトの著作の中に含まれていることを前もってあなた方に示したい。私は前回すでにその点を述べたが、本日その点を再び詳しく説明したい。

たとえば心的現実の概念を取り上げると、この主題について通常行われる区別は、心的現実と物質的現実の間であることはあなた方もご存じである。物質的現実に対して、(無意識は矛盾や時間等を無視するのをあなた方はご存じでしょうが) 心的現実は確信において疑いも程度も含まない、無意識的現象に認められる現実である。そして結局その無意識的現象は、自らを表象や情動の方に追いやる一次過程から構成されるのである。欲望を語る資格があるのはそこにおいてである。それはまさに、一次過程の様式の上に表象および情動の一つの無意識的機構が存在しており、神経症においては、そしてこの欲望の体系に基づいて、私が希望の論理と呼んだものが機能しているからである。言い換えれば、私がこだわっている欲望、外的現実がその実現を助けることはなく、あるいはその実現を邪魔したりする欲望に対して、外的現実が対立させる障害(それは禁制や禁止の役割に連れ戻す)が何であれ、これらの束縛の重要さがどうであれ、これらの欲望がある種の満足の形態を見つけようとする一つの体系が存在するのである。それが無意識の概念に対応する。無意識が希望の論理を代表するのはまさにこのことについてである。夢、幻想、さらには、望み、願望、それどころか症状などのあれやこれやの形での無意識の欲望の実現を何も妨げることはできない。転移についても言わずもがなである。

ところでこの体系が窮地に陥れられ得ることを理解するのにフロイトにはいくらかの時間が必要であった。言い換えれば、希望は保障されていなかったし、『快原理の彼岸』の記述以降、快／不快原理に支配されず、反復強迫の介在によって、不毛な無気力になることを定められているいくつかの構造が確かにあったのである。この反復強迫は、心地よい体験と同じくらい苦痛な体験にも関係していた。故に、快原理の主権が窮地に陥れられたのである。さらに言えば、ここでは、勝利するのは欲望では決してなく、すなわちそれは、成就される欲望の実現（その実現は、心的機能のモデルとして欲望の幻覚的実現の中に根を下ろしている）でもなく、優勢になるのは、行動化の傾向である。換言すれば、想起が現勢化に席を譲るのである。

一九一四年のフロイトの総括、すなわち患者は思い出す代わりに反復する。その時点から、前回述べたように、フロイトのモデルが動揺する。無意識、つまり欲望、無意識的欲望への依拠は、当然現実原理に連結されている心的過程の全体を普遍的に支配する基準であることを止める。そして思い起こしていただきたいのであるが、この現実原理は、結局、その保護のために改変された快原理にすぎないのである。

ここではつまり、そのモデルが欲動の運動のモデルなのである。『精神分析用語辞典』の中で、「フロイトが第二局所論に移る時、彼が以前に効力を持っていた第一局所論の体系とのある種の対応を見出すようなそれらの定義を与える（すなわち無意識の呼称のもとに書かれていたことが今度はエスの項目に移される）時、その上に心的現象の構築が行われる土台の素材が変化したのである」とラプランシュとポンタリスがまさに指摘している。フロイトがエスについて語る時、いかなる種類の表象的活動についての言及もなかった。換言すれば、エスの概念のもとには内容という観念に対応するものは何もないのである。それは革命である。なぜなら、欲動の運動が表象の運動に代わるとしたら、我々は欲望に依拠することができないことは明白であるからである。まさに、欲動の運動は、快の基準ではなく「一次的心的結合」の最低限の保護の基準に戻ろうとするものを、心的装置を鎮める目的で、盲目的で修復できない放出に追いやることになるからである。欲望に対する期待はつまりここで廃止される。それは起こることを特徴づけるのにはまったく不適切であるからである。フロイトの発表を補完するために、ジレンマは放出を模索する欲動の運動と事物の表象の間にあると言い得る。それが新たに無意識に開かれていくことになるのである。

つまりこの時期に認められることは、以前の体系とは反対に、表象は決して一つの事象ではなく、一つの作業の結果であるということである。それは、現代の臨床が我々に教えるところである。私としては、ある種の患者の前で欲望について語るのは正当ではないと言いたい。なぜならそこで支配的であるのは、放出へと欲動を駆り立てる傾向であり、それらの過程としての反復は、以前の体系においては表象と欲望によって代表されていた心的加工を省略するからである。

ここでまた、境界例に対する関心はフロイトの筆のもとにすでに存在していたことを私は言いたい。なぜなら、彼がこれらの構造が呈することを境界例と名づけることなく記述しているからである。その記述には、反復への傾向、行動化への傾向、自我の解体への傾向が確認される。これらすべては、第一局所論よりも第二局所論のフロイトの体系に立ち帰らせる整合性のある一つのまとまりを形成している。我々は、ラカンとともに第二局所論を大いに笑いものにした。すなわち、フロイト1に異議を申し立てるフロイト2に対してフロイト3を語る人々について。皮肉を言うことは簡単であるが、事態が起こるのはそのようではない、つまり理論を修正しなければならない、フロイトが分析経験から気づくある時期まで、その適用が成り立っていると考えた初期の仮説にフロイトが向かっていくことを考えると事情ははるかに深刻である。この理論はどんな方向にでも修正できるはずもないが、臨床の教えに応じてある方向性を取ることになる。

ラカンが、「無意識は言語のように構造化されている」と主張することができるならば（因みに私は彼がそう主張することはできないと思うが、それにもかかわらずこの学派の仮説を受け入れてみよう）、これは多分第一局所論に依拠すれば真実であるが、第二局所論ではこの仮説はやすやすと破綻する。というのは、エスの文法性について語ることは、この時点ではすでにラカン派に転向した者しか納得させられないアクロバティックな策略となるからである。

このことがフロイトの著作の整合性を明らかにすることになる。《agierren》、すなわち行動化への方向性は、我々を欲動の概念に立ち帰らせる意義を持っている。なぜならそこでは欲動が問題点だからである。フロイトの理論を構築する際には、あなた方が選択する出発点次第である。「私は欲望から始める」、「私は幻想から始める」、あるいは「私は、メタ心理学のかくかくしかじかの他の要素から始める」と主張して、あなた方は事態をずっと楽にしているのである。なぜなら、その時我々は、あなた方を後ろに立ち戻さなければならないからである。「だが、その上にフロイトの理論が心的現象の概念を築き上げる欲動の台座からあなた方は何をしようというのか」と問いたい。

その時あなた方は、種々の返答に直面する。ある人たちは、「そんなことすべてに関心がない。自分が関心あるのは対象関係だ」と言い、他の人たちは、「フロイトにおける性の生物学化した過ち」（ラプランシュ）と言うだろう。我々は、それらを変えてみたいし、この生物学化した深奥部から我々を解放したい。言い換えれば、欲動は、身体的なものの中に投錨《とうびょう》されているが、すでに我々には未知の形態の心的なものであるというフロイトの根底の立場を確認したい。

私の見解では、この方向を突き進むと、我々は身体的なものからの決定的な断裂を設けることになり、身体的なものの中にいかなる根拠も持たない心理学主義へと至ってしまうのである。

それは今夜の講演の主題ではない。今夜の講演の主題は、境界例に向かう方向性がどのようにフロイトのメタ心理学のある種の視点の中にすでに包含されていたかということであり、そしてその視点は、意識のまわりに焦点をおいた第一局所論の体系を、身体的極に根ざした効力（エス）と文化に由来する効力（超自我）を対置することによって、より異質的で本質的により葛藤的である体系に置き換えることであった。

つまり私が前回取り組んだいくつかの論点にそれを明らかにするために立ち帰るとしたら、何故私が欲望への依拠を問題とし得たかを説明するためである。

私が境界例と見なすある患者が、彼においてはいつものことであるが、「具合が悪い」、「自分は悲惨な状態にある」と言いながら始めた今日の午後のセッションのことを私が思い起こしさえすればよい。こう彼が言うのはしばしばあることで、私を驚かすためではない。単にそこで、我々が付き合うようになって約十年以来初めて彼が言うことが問題で、彼は新たな何物かを感じているのである。「私は、犯罪的な欲動にとりつかれていると感じる。（大好きな）息子、（彼に劇的に自分の母親を思い出させる）妻と自分自身のすべての人々を殺してしまうのではないかという気がする」。この言葉をあなた方に示しても、この患者の世界がどのようなものであり得るのかをあなた方が理解するのには十分ではない。その世界を理解するためには、私はもう少し話さなければならない。

十年前私がこの患者の分析を始めた時、彼は永続的な不安、全く破壊的な不安の状態で生活していた。彼は、九年間の沈黙に満ちた分析をやめたばかりであったが、それは彼の方からではなく、以前の分析家が、「あなたは私が仕事をするのを妨げる」と彼に言ったからである。このようなことを言う分析家がいるようである。つまり、その分析家はまさにその年のこの時期に引導を渡したのであった。さらにこの患者は、友人の一人に譲るために以前振った一人の女性とその頃浮気をした。この一連の心的外傷に対して心疾患を呈することで彼は反応したが、そのことに関して彼はいかなる考えも持たなかった。彼は呼吸困難のために病院で診察され、検査を受け、医師から、「安静にしてください、帰ってはいけません」と言われた。彼は死の危険にあったが、それを知らなかった。

私はあなた方に、この分析的出来事の詳細を伝え、その急展開についてはご容赦いただくが、これがまさに、分析家がいつも完全に途方に暮れる分析の一つである。それはなぜか。なぜなら、その分析家が関わっていることが、単なる抑圧の次元にないからであり、このような患者でみられる健忘は、いわば広大な浜辺の上の空白の記憶をともなう思い出が本当に根こそぎにされることに対応するからである。最近また彼は再想起しようと努力したが、それは私が彼を診始めた時期に比べて大きな変化を表している。以前は、セッションの間彼が話した時、私は、彼が私に語ったことに対する明らかな意味を見出すのが困難であった。かつては、彼が過去を想起した時、「彼は覚えていなかった」。彼が八歳か九歳にさかのぼると、彼は父親がどこにいるのか知らなかった。父親が家に居るのか、出て行ったのか、行ったのかあるいは戻って来たのかということを彼は言うことができなかった。というのは、両親の離婚が、彼が十あるいは十一歳の時に起こったからである。その時に彼は父親が居ないことを知っているのである。

つまり空白の記憶は、いくつかのセッションの過程で、私が思考の陰性幻覚としてついに理解した現象をともなっていた。すなわち、言葉が、セッションで扱われた主題と関連して連想された思考を想起しなかったということである。後のセッションの時に、私が彼にそれらの思考を想起させると、「それは、私がそう言いましたか。あなたが何について話しているのか私はわかりません」と彼は言った。もちろん私は長期にわたってそれを抑圧に因るものと見なしていた。思考の次元に属する否定化よりはるかに徹底的な何かがあること、そしてそれはおそらくは陰性幻覚に属すると理解するまで。

七年後――七年ですよ――以前には決して私に言わなかったことであるが、自分の最も大事な欲望は父親になることだったかもしれないと彼はついに私に言った。あなた方が、七年来誰かの分析家で、七年後に一度も言及され得なかった最も大事な分析者の欲望をあなた方が知る時、それはあなた方を感動させる。それは以前には言い表せることも、言明し得ることもなかった。

分析が進み、それまでは、三カ月後には女性たちとのすべての関係は彼の行動から断ち切られてきたのに、彼は関係を持つことのできる女性とめぐり会う。彼は、別れを告げられることを恐れて別れを主導した。分析の間、同様のやり方で終わった他の女性と彼は一年ちょっとの関係を持った。そしてこの女性と、非常につらい顚末《てんまつ》と怒りに満ちた別離の試みの後に、ついに彼は、この女性との間に子供をもうけ結婚した。それは、心の奥底にひそむ愛着と恒常的な非難から形成された、彼にとって非常に不確かな関係である。

子供の出現と、その子供が彼とその母親と持った関係を通して、彼が自分にとってのエディプスコンプレックスの尺度を持つためには、彼は、子供、しかも男の子を持たなければならなかった。言い換えれば、もしこの子供が生まれなかったら彼においてエディプスコンプレックスによって動員されたものは決して日の目を見ることはなかったであろう。我々はここで、その見かけにもかかわらず、まったく抑圧の彼岸にいる。なぜなら、実際エディプスコンプレックスと幼少期の悲嘆との間の「短絡」が存在するからである。残念ながらこの点を詳しく説明することはできない。ところでここで動員されるものは何であろうか。近親相姦である。心的現実の視点から、彼の母親と彼が近親相姦的関係を持ちえたと考えると恐ろしいと彼が私に言う。そして彼にとってそれは最もひどい犯罪であり、最も完璧な狂気の根源であると。そしてすべての正常な男の子のように、「僕はママのベッドに行きたい」という自分自身の息子にエディプスコンプレックスの発現を認めるので、彼はそこから、近親相姦的である自分自身は、近親相姦的な子供を生み出すしかできなかったと結論する。そこからすべての人、自分の息子と自分自身を殺し、消え去りたいという欲望が出現する。ここでの欲望という用語は、起こっていること、現実への関係、心的現実と外的現実の区別に対して、患者の支配の背後にあることをあなた方はよくおわかりになるだろう。当該の不安のレベルとの関連で、行動化が幻想をはみ出すのである。

そこで我々は、これらの構造における対象の役割という新たな問題提起に入り込む。対象は、神経症におけるような、幻想的対象、無意識的欲望の対象、禁制や禁止を引き起こす対象、ウィニコットが主体的対象と呼ぶものではまったくない。我々は、主体の内部で主体の代わりに、主体の場所で話す対象の内陸国があるという直感を持っている。ここで問題となる対象が、精神病的特徴を帯びていることはまれではない。そしてここで最も大きな混乱が起こり得る。

母親と自分の間には消え去らず、ほどくことのできないつながりがあり、自分は間違いなく母親の最愛の者であったし、父親は重要でなかったとこの患者は完全に確信している。しかし、自分は、一歳から三歳のあいだ託児施設に預けられていて、母親は自分に会いに来なかったし、父親が自分に毎週会いに来ると約束したと、他の時に我々に言うのも同一人物である。両親が彼を迎えに来た時、彼は、「こんにちは、マダム」と言う。そして電車の中で、彼は父親に、「あの女の人」について話す。「あの女の人は誰。あの女の人は何をしてるの」と。これが、母親がまったく自分の世話をしなかった、ふさぎがちの母親だという事実を嘆く同一人物であることはあなた方もおわかりだが、そしてこれが、「母親と私の間には、誰も、いかなる分析も、決して誰も溶かすことのできないような解消できないつながりがある」と言う同一人物なのである。

この症例は、いくつかのパラメーターをより良く表現する手助けになり得る。神経症患者において同一化の次元のものとして現れるものが、この患者では、同一性の混乱の次元のものとなっている。彼は、「私は、母親、叔父のよう（comme）です」とはあなた方に言わないだろう。「私が誰なのか、私が自分であるのか、母親であるのか、わからない」あるいは、「私が自分であるか、叔父であるのか」とある時彼は明言するだろう。木棚の上に並べられた家族の写真があり、それらの写真を眺めると、彼が見ているのが自分なのか、まったく知らないが、人から彼に似ていたと言われる叔父なのか彼はわからない。

このことが我々をまったく自然な形で、鏡における陰性幻覚のような機制に導く。これらの患者が鏡を見る時彼らは何も見ない。私の患者の一人の女性は、その状況を非常に興味深い仕方でこの問題を錯綜《さくそう》させるまで至らせた。「私が自分の正面にある鏡台の前にいて自分を眺めると何も見えない。ええ、もちろん私にはおぼろげに何か見えますが、それが誰だかわかりません。私は何も認めることができません。しかし、その代わりに鏡台の鏡が、隣の部屋の別の鏡台の鏡に反射し、私がこの第二の鏡を眺めると、その時そこに私には何か、そう自分が見えます」。すなわち、第一が陰性であるため、一つの映像を生成するために二重の反射が必要である。これらの陰性幻覚は非常によくみられる。我々はそれらを探さなかったが、患者が自発的にあなた方に語るのである。彼らがあなた方に予備的なセッションで語らなくても、分析の間に語るであろうし、陰性幻覚は、彼らにおいてはるかに広がっており、現実に対する知覚の役割への異議を表わす現象であることをあなた方はすぐに理解することになるであろう。

この現象は、もっぱら感覚的知覚の観点から理解されるべきではない。フロイトがそこに二つのカテゴリーを付加していることを私はあなた方に思い起こさせたい。それらは、コタール（コタール症候群）のような妄想で消失する体感的知覚、あるいは、分析家にとって違った意味でより重要な他のカテゴリーである言語と思考の間に存在する関係である。言語は思考を知覚する手段であるとフロイトは仮定する。いずれにしろ、問題となるのは知覚と自己の存在である。したがって、あなた方がこの見解を応用すれば、言語にかかわる幻覚現象は、その言葉の意味が無意識との関連に触れる解釈の対象となった際に、その言葉の知覚をその意味から解離させ得ることをあなた方は理解するのである。フロイトが多くの力をさいて語ったがここでは当てはまらない言葉の二重の意味、言い落とし、機知に富んだ言葉など、とは何の関係もない現象に我々を直面させることになるのである。

同様に、肉体自体の状態の重要性について立ち止まるのは、これらの患者において心気的現象の頻度が著しいからである。私が語っている患者は、七、八年のあいだ私を「脅した」。それは一般病院や精神科病院を受診することによってであった。言い換えれば、それは、身体化に陥るリスクか、精神病的代償不全のリスクかであった。我々は、その双方を回避してきたのである。

ボーダーライン患者の他のタイプについて考えてみよう。私は、あなた方が考えを明確にできるように、本質的に二つのタイプを対置させるだろう。ヒステリータイプと強迫型タイプである。

ヒステリータイプを取り上げよう。ヒステリー患者において観察されるいくつかの特徴が見出される女性であるが、その患者は神経症の彼岸にいるのである。彼女は、拒食ではなく過食発作を呈するが、執拗で激しい過食である。彼女はまた薬物依存の機制も呈する。彼女は、職業的関係を申し分なく行うが、その枠外では社会的引きこもりの態度を選んだ。私は彼女の職業的能力に全幅の信頼を寄せている。しかしながら、彼女の社会生活は貧困で、退行的で、しばしば彼女の母親と姉に限られており、周囲との対人関係はほとんどないに等しいのである。彼女の息子を除いて、男性は顧みられない。いくつかの友好的関係は大部分電話を通じてのものである。電話はすばらしい道具だ。第一に、接触を制限する。第二に、話しながら他のことを考えることができるし、眠りこむことさえできる。第三に、その行為の不愉快さを確認しなくてもあらゆる時に切ることができる。そして私は三つの利点しか挙げないが、他にも利点はある。この女性がくつろげると感じられる場所はベッドである。彼女はそこで過ごす、すなわち彼女が働かなくなって大部分の時間をそこで過ごした。それ以前彼女は事実上週末すべてをそこで過ごしていた。私を知る前と私との治療の開始以来、彼女は複数回の自殺企図を行った。それらの自殺企図は、衝動的反応に絶えず動機づけられ、予測不能で、排出がそこで行われた。行動化が現実を変化させる、あるいはいずれにしろ、彼女につらく苦しい現実から脱出することを可能にするという魔術的印象に彼女は訴える。希死念慮はこの場合二次的なものである。しばしば自己愛の傷と関連した苦痛があり得るにせよ、それが最も重要なことではない。重要なのは、電話を切るだけでは十分でない状況があることである。なぜなら情動を断ち切ることはできないからである。そしてとりわけ苦痛な情動は。

そこで私は、ヒステリーとの近接性を示すためにいくつかの例をあげる。転換現象は彼女にはないが、彼女は、実際心的加工の欠如を表す種々の身体的現象を呈する。嗜癖行動は、ヒステリー患者には非常に多く見られるが、彼女にも存在する。行動化への傾向も同様に存在する。

事態を近づいて分析すると、ついには非常に奇妙な考えに突き当たる。先の人々のような患者たちは、彼ら自身による生の凍結によって、彼らは時間を止めることに成功しうるのだという確信をついには持つのだと。さらに、彼らにおいては時間がいかなる種類の現実性も持たないのはそのためである。未来は想像可能である。なぜならそれは存在しないから。未来が破滅的思考の対象でしかないことがあり得るのであろうか。「いつまで分析は続くのか」という質問をすることは、馬鹿げた質問である。強く感じられるよりも言葉の上で分析の終了の漠然とした意志があり得るとはいえ、考えることの苦痛の上に構築されていることが見て取れる非時間性の中に実際彼らは住まわせられているのである。彼らは、一つの解釈が与えられると奇妙な行動を発現する患者たちである。一つの接近のためのものであるのだが、解釈の最初の部分が聞かれると、我々が一つの葛藤的核に触れ始めようとする時に、この女性患者は耳が聞こえなくなる。彼女は決して聞こえない。「聞こえませんでした」、あるいは、「聞くのをやめました」と彼女は言う。そこでもまた、言葉の知覚と意味的帰結をめぐる能動的陰性幻覚の現象があり、そしてそれは単なる抑圧ではない。彼女は一つの表象を抑圧するのではなく、一つの知覚を削除する。この女性患者が、「今、夢を見始めました」と言うことができるために何年も何年も必要だった。これは真実ではない。彼女が夢を見ることはあったが、それは、放出の価値、ビオンが示すように、排出の価値を持っていた夢であった。我々は、いつもその夢について何らかのことを言い得たし、いつも解釈することができたが、それは、それに関する解釈が死産に終わるようなものであると私が言いたかった夢であった。その解釈は何も連動させず、内的な動員に似ている虚無を生じさせるに過ぎなかった。

今この女性患者は、夢を見始めたと言う。彼女は同時に、不安になることが少なくなり始めたと言う。彼女が生まれつきの障害者然とした女性であるとは思わないでください。まったくそんなことはないのです。彼女は結婚し、一家の母親となり、同僚たちからの尊敬を受けながら仕事もしていた。夫との離婚、次は何年か後の一人の愛人の自殺、次にはさらに何年か後に、愛人たちの一人が彼女にもたらした子供の死産とともにすべてが解体し始めた。そこでは退行が広範となり、非常に狭められた貧困化した生活様式に代わるため、生活において彼女が持っていたすべての活動性および関心は完全に消失した。しかしながら彼女においては、精神病性機能様式を標識することが明白ではないのである。実際私は彼女に非常に著しい壊れやすさ、非常に著しい脆弱性、まったく広範な退行的防衛機制の印象を持っている。数年の治療の後彼女は、ある男性との同棲を試み、それは失敗に終わった。この男性が去った時、別離の決断を加工することが問題ではなかった。この時この女性患者はセッションに来ることをやめた。彼女は、まだ起きていないと言って私に電話してきたり、あるいは、起きてはいたが、少し時間があったので、冷蔵庫の所に行き、それを開けると、前日に調理して冷たくなったマッシュルームが少しあることを確かめ、マッシュルームを食べ始め、次に、ああ、マッシュルームは少しのワインと一緒の方がよりおいしいので、ワインのボトルを空けて、また半昏睡状態になったと説明したりした。その時、「医者に電話して、気分が悪いと言い、なぜ気分が悪いのかわからないことを信用させた」と彼女は私に語った。その医者は彼女に、すぐには行けないが夕方なら行けると言った。そしてもちろん医者が到着した時に彼女はその状態から脱していた。可哀そうなこの医者は、何が起こったのか決して理解しなかった。最後に、この時のような状況で、連想は幼少時の場面に溯《さかのぼ》ることができたのであるが、注目すべきことは、心的加工の欠如である。それらは、ある時期にそのまま排出され、神経症において無意識的欲望が持つであろうような意味を与える関係を再び結びつけたり、作ったりすることができない丸裸の核である。

お望みならば、いわゆる強迫構造のケースで話を終えよう。それは、研究者の若い女性である。彼女はずっと以前から何人もの分析家に分析を委ねている。彼女が私のところにやって来たのは、私が書いたものを読み、意味があると認めたからであった。精神分析の分野で彼女が日頃読んでいたものよりも少しだけ。私はあなた方にこのケースの詳細を語ることはできないが、強迫的機制の存在が著しいので、思考の機制への備給が甚大《じんだい》であることをあなた方に言うことができる。それらは、私が強迫的と形容したが、実際のところ、強迫神経症とパラノイアの中間型である形態である。そしてこの二つの疾患に共通しているのは、まさに思考の障害である。この女性患者は、そのマゾヒズムが大いに満足する手段を見つけるが、決して妄想には達しない、一種の広範な被害的関係の外では生きられない。同僚たちの悪意や権力との関係だけが問題ではなく、すべては力と関係している。そしてもちろん彼女は犠牲者の位置にあり、彼女は排斥《はいせき》され、誰も彼女を愛さず、誰も彼女と仕事をしたいとは思わない。

しかしそれらすべては、彼女が自身に課している内的な迫害に比べれば取るに足りないものである。我々、彼女と私は、第三課程の学位論文に合格した。しかし私はその準備のあいだ心配だった。というのは、私は、公開審査の前毎週彼女が壊れるというひどい恐怖を持っていたからである。彼女にはそれがあり得るのであった。さらに、その論文のいかなる部分も水準に達していないと私に思われる割に、その学位論文が非常に良いと彼女の師は彼女にそれを本にするように言った。それは、何の問題も起こさないはずの仕事である。そしてこの時になって我々は無残に座礁した。本にまとめることが問題ではなかった。彼女は、自分の業績が日の目を見ないようにする手筈を整えた。

彼女はその結果に決して満足しなかった。それはなぜか。なぜなら、実際のところ、一つの仕事ということがここでは一般に持つ意味を持っていないからである。それは彼女自身の反映である。我々は皆、自分の仕事は自分自身の反映であるとは考えるが、もう一度言うと、ここでは、「としての（comme）」を欠いているのである。彼女の仕事は、彼女の心像《しんぞう》としてのものではなく、それは彼女なのである。したがって、この心像は完璧でなければならない。なぜならそれは他者の眼差しには無のものであるからである。仕事で彼女を無視するすべての人に対して自分が無でないことを彼女は証明しなければならない。そしてもちろん、ここで彼女は座礁する。なぜなら彼女は無で、また糞であり続けなければならないからである。ある日私は彼女に次のように言った。〈ところであなたが書き上げたことは非常によく私にはわかるが、あなたはこう書くべきです。「一九三〇年から一九四〇年にいたる諸事実が……と考えることが是認できると思われる」（私の創作）、また、「思われる」を消して、代わりに、「ように思われる」とした方がいい。次に、「諸事実」の代わりに、「諸要因」とすべきで、読み返して、「いや……と思われる」と言う方が、「ように思われる」より良い。やはりよく考えてみると「諸要因」は、「諸事実」より良くない。そして詰め込みすぎている。もっと削って削って〉と。彼女は私に、「まったくその通りです」と答えた。彼女は、訂正を記した紙を決して捨てないと付け加える。彼女はそれらを「いつか使われる場合まで」保管し、それは三〇センチメートルの高さの山に達する。もちろんそれは使われることはない。彼女は、通常の肛門性固着におけるように何も捨てないが、この場合原初的肛門性(6)が問題となり、そこでは退行が自己愛に到達するのである。

ところでこのような患者によって体験される苦悩は想像を絶するものである。彼女は、何年にもわたって、私のすべての患者全体が流したよりも多くの涙を流した。対面法のセッションは、女性の強迫症者においては良い予後の因子である解消的ヒステリー大発作が起こる日まで、時に怒りに満ちた不穏に到達することがあった。そして、その時まで彼女自身が身をゆだねていた要塞構築と解体の作業を私は彼女に示し続けたのである。そこでは本当に、陰性のものに対する作業という言葉は空虚なものではなかった。その時彼女は私を見て、「何だ、私は悪魔だ」と私に言った。そして信じてほしいのだが、彼女の方でも、私の方でも笑い事ではなかった。さらにこの時、彼女は本棚に頭を打ちつけて一種のけいれん発作を起こし、次にそれをやめ、「すみません」と言った。私は、その日からすべてが変わったと言いたいわけではないが、いずれにしろ、彼女自身の否認と永続的自己破壊の機制において何かが変わったのである。

以上のように、いくつかの臨床例を通して、一方で神経症と境界例を十分区別することを、他方では症状ばかりでなく、これらの個人において特徴的な様態で存在する過程についても、それらの機制の細部に立ち入ることを可能にする病像を、あなた方に示したいと私が望んだのである。これらの病像は、その主題に関して『私の中の狂気』について語ることを私に可能にした。

それはなぜか。これらの患者が、精神病ではないにしても、「常軌を逸して」いることは明らかだと思うからである。しかしこれは、実際のところ、彼らの退行に格好の影響を受けやすい分析の枠組みという促進的条件にある時にしか本来の強さで発現しえない狂気なのである。

前回ジャック・アンドレは、治す言葉と解釈する言葉の違いを質問した。私は彼に答えたが、本日ある修正を行いたい。個人的に、解釈を省く静穏化という唯一の効力によって治す言葉というものを私は決して信じなかったし、治す言葉によって誰かが治るのを決して見たことがなかったと、私は彼に答えたし、いつもそう思っている。その言葉はとりわけ分析家を治すのである。それは、分析家を慰め、その患者が要請する解釈的戦略に応じてその患者を扱えないことについて分析家を罪悪感から解放する。しかし反対に、治療の経過中に解釈の厳格な枠組みからはみ出てしまうことが起こり得ることは事実である。それは実際起こりうるし、私はそのことについて長々と述べる必要はないが、そのことを我々に示すために、サールズの著作がある。なぜならサールズは、真摯な著者で、いかにしてある種の状況では彼が解釈を選択しなかったかを示すからである。したがって、状況が治療者に耐え難い時、今まで私にはまだ起こっていないが、腕力沙汰に及ぶことではなく、暴力的な逆転移性のある種の情動の表現が出口を見つけ、その際には時折その結果に驚く時、それは実際起こりうる。すなわち、セッションが終わる時、「なんてことをしたんだろう、しかしながら、どうしてこんなふうに振る舞えるのか、どうして自分を分析家と見なすと言えるのか」等々自らを非難するのである。

逆転移における憎悪とその不可避性について敢えて語るには、あらゆる才能、あらゆる勇気そしてウィニコットの誠実さが必要である。転移は、自分自身で直接体験することが耐えられないことを分析家に体験させる分析者にとってのコミュニケーションの様式になりうることを我々は今日知っている。

理論上、臨床上そして技法上の次元で認められるこれらすべての違いは、いかなる疑いもなく、境界例の経験がフロイトの著作から生じるように、その経験が精神分析の古典的疾患単位の間に新しいパラダイムの創設への道を開くことを正当化するように私には思われるが、理論的構築の視点の中に位置づけることを止めてはならないのである。

文献

（1）Cahn R., Le procès du cadre ou la passion de Ferenczi, *Revue Française de Psychanalyse*, 47, pp.1107-1133, 1983.

（2）Fonagy P. et Missit A., A developmental perspective on borderline personality disorders, *Revue Internationale de Psychopathologie*, n°1, pp.125-160, 1990.

（3）Green A. et al., Aux limites de l'analysable, *Nouvelle Revue de Psychanalyse*, n° 10 Automne 1974.

（4）Green A., L'analyste, la symbolisation et l'absence dans le cadre analytique, *Nouvelle Revue de Psychanalyse*, n° 10, pp.225-258, 1974. *La folie privée.Psychanalyse des cas limites*, Gallimard, 1990 に再収録。

（5）Green A., Le concept de limite. *La folie privée. Psychanalyse des cas limites*, Gallimard, 1990 に収録。

（6）Green A., L'analité primaire dans la relation anale, *La névrose obsessionnelle, Monographies de la Revue Française de Psychanalyse*, PUF, 1993.

（7）Green A., De l'objet non unifiable à la fonction objectalisante, in *Propédeutique*, pp.211-228, 1995.

（8）Green A., The intuition of the negative in Playing and Reality, *International Journal of Psychoanalysis*, 78, pp.1071-1084, 1997.

（9）Green A., Le chiasme : prospective : les cas limites vus depuis l'hystérie. Rétrospective : l'hystérie vue depuis les cas limites, *Psychanalyse en Europe*, in *Bulletin 48*, pp.43-45, et *49*, pp.28-46.

第三章
境界例は精神分析家にとって夢の患者なのか

ピエール・フェディダ

私がここで提示したい視点には、擁護するつもりはないが、ある気分が背景にある。そして、良い、悪いは別として一つの確信を表現する上で不可欠であるこの気分を伝えなければならないとしたら、精神分析において境界例の治療を標榜することは、その時点で精神分析の果敢な臨床を擁護し、はっきり示すという一種の習熟された治療実践だけでなく、さらにはフロイトの著作に対する現代的な異議申し立てとなると私がまず思う、ということである。その際に採用される暗黙の理論によれば、扱われる事例は神経症と精神病そして性倒錯との間の不確かな境界のために神経症のパラダイムを時代遅れのものとしていると我々は証言しようと望んでいるのではないであろうか。あるいはまた我々は、自我とこれまでとは違う適応に関する防衛機制の新たなメタ心理学の昇格を正当化することを望んでいるのではないであろうか。そしてこのメタ心理学は、記述されうる行為における「行動上の」否認と分裂機制の直接的な臨床観察を引き起こすことになるのである。

境界例概念の成功は、精神分析の「新たな道」のための闘争的イデオロギーに多くを負っていることを我々は知っている。精神分析への準拠から技法上および理論的整合性を取り除くリスクを冒して、「精神分析的」という表現を拡大することは、その正確な呼称を犠牲にする形で行われている。患者を最も多く構成すると見なされる境界例を盾にして、精神分析の「精神療法的拡張」の議論と、その結果として国際的に精神分析を専門化することに関する議論が疑いなく強化されている。心的作業を永続化すること、それは強迫神経症に過度に依存した不十分な治療的技法であり、分析の構成や解釈においてあまり積極的ではない分析家の抑うつ気質等の問題があるのだが、それらの責任を負わされるフロイト的パラダイムから脱するために、この意味で境界例はしかるべき時に到来すると言える。結局のところ、問題は一九二〇年頃すでに発現していたものと（より執拗な形であるとはいえ）ほぼ同一なのである。いかにして精神分析から脱するのかではなく、いかにしてフロイト主義から脱するかという問題である。要するに、精神分析家たちの「影響力」を精神療法によって保持しつつ、フロイトを「先駆者」の地位に追いやることでフロイトの著作に現代的意味を与えるということなのである。この想定された分析と分析可能性の限界に関する止揚は、一九〇四年以降のフロイトのいくつかの考察を拠り所にできよう。フロイトが、ビンスワンガー（Binswannger）との往復書簡の中でそう呼んでいるような「完全に満足した分析」を比較的まれなものとみなしていたことや、さらには、フロイトが自らの治療的成功がまったく乏しいことを嘆かねばならなかったとしても、少なくとも、我々の不成功や失敗を理解させるために、精神分析が唯一の適した方法であることを再認識することで慰めとすべきであろうということを誰もが知っている。そしてもし今日我々が、（精神病ばかりでなく、性倒錯、錯乱状態、重篤なメランコリー、薬物中毒、ヒステリー性の拒食、急性期の患者さらには高齢者までの）精神分析治療の禁忌のケースを読んで笑うとしても、「精神分析過程では、正常状態から出発して病的状態を制御できるようになるゆえに、正常な精神状態の人」（『精神療法について』一九〇四）に特権を与えるようにフロイトを導いたこのような禁忌の勧告を性急に戯画化しようとすることは確かに軽率であろう。なぜならフロイトはその少し後で付け加えている。「もしも適切なやり方で方法が変更されるならば、こうした禁忌がなくなり、精神病の精神療法が構築されることは決して不可能ではない」と。「適切なやり方で」変更することは、少なくとも分析的方法に固執して他の方法のためにそれを放棄しないことを前提としているのである。そしてフロイトがここで、分析的精神療法が表す精神分析のこの錯綜を注視していることは明らかである。「自我心理学」が、フロイトの疾患分類基準にもはや合致しない「新種の」患者の存在を発見したと信じた意味においては、境界例はおそらく神経症と精神病の境界の症例ではないであろう。「境界例」と命名することはむしろ、転移対象の備給や目的表象レベルでの抵抗形成、治療過程における心的機能の危機的条件（たとえば意識体験の夢幻様体制）などと同時に関連し、分析において作動する過程における通過様式を名づける上で役立つことになろう。その時分析的治療の中で明らかにされる境界例は、逆転移を示さないという条件と緊密に相関していると言うこともできる。治療の枠組みの内外で現勢化する転移に関する分析的注意を自由に使えることなく、またとりわけそこで逆転移概念が働く機能を認めることなく、「境界性患者」を客観的に描写することは可能なのであろうか。

アンドレ・グリーンは、その著書『私の中の狂気―境界例の精神分析』（Gallimard, 1990）の秀逸な序文のなかで、フロイトの著作の中に現れた（欲動の悪魔的力に関する固執、自我の分裂とその防衛に関する混乱、破壊欲動、罪責感、マゾヒズム、陰性治療反応等の）有名な「一九二〇年の転回点」から再び出発している。一九二〇年から一九三九年まで、そしてそれ以降もずっと、フロイト自身の教条主義的立場の強化は、精神分析家の間にさまざまな不信と故意の沈黙を引き起こした。グリーンは次のように記す。「分析家たちは、フロイトが彼らに対してあたかも死刑判決を言い渡したかのようにその論説に反応した（中略）彼らにとって分析的治療法における理論への固執があまりにも強かったので、フロイトがその治療的成功に反対して、手ごわく半ば乗り越え難い敵を明るみに出した後の一九二〇年のフロイトの見解全体を認めることは、精神分析を行うことをやめるように自らに宣告するという結果になった」（二十四頁）。実際、もし一九二四年という年がフロイトにとって神経症と精神病の構造的対立の一種の急進化の年であったとすれば、その結果、患者を治すための試みに対抗するために患者が発動する専制的手段に応じて、また患者がもたらすありとあらゆる障壁に対して、精神分析の治療的可能性は測られるべきものとなったのである。あたかも精神分析を「代理人の道」（フロイト）に向かわせる結果となるあらゆる技法上・理論上の革新に対してフロイトの思弁は、（特にフェレンツィのことであるが）弟子たちを監視するかのように展開する。よく知られているように『終わりのある分析と終わりのない分析』についてのテキストは、同様の意味で、治療の短縮化の信念の企てをためらいなく告発することになる。つまり精神分析への分析家の抵抗とは、増大する治療効果の想定された利益のために、この新興の科学の諸発見（夢解釈、幼児健忘理論、去勢不安、無意識の攻撃性）をアメリカ風に放棄することによって表現されると言っても過言ではない。患者関係により関わり、さらには「相互分析」が優位になることによって、分析家・治療者は、このように対人関係的活動能力が向上することがあり得ることと期待するはずであろう。この視点から、境界性患者の概念は、ヒステリーの精神療法の時代のフロイトの発見の初期の条件を、いわば再現していることは全く注目すべきことなのである。ここで問題とされるべき点は、間主観性から、間暗示的コミュニケーション手段を作り出すことであるが、そこにおいて逆転移が患者の体験の模倣的実践となる。

今日、「アメリカ式の」自我と自己心理学は、実際ためらうことなく「転移－逆転移関係」の間主観的力動に価値を与えている。それらのコミュニケーション研究では、転移の顕著な易変性があり、自我の分裂と、様々な投影性同一視が過大評価された印象を分析家に与える「多重人格」という症候学的表現どおりに、大部分の患者は今日我々の前に現れることはないのではないか。（通常は夢の中か、いずれにせよ分析期間中に発動する一次過程に固有の表現として認められる）これらの症候学的表現は、屋外での行動、つまりは日常生活の人間関係に現れるのである。ウィニコットに引き続いてハロルド・サールズ（Harold Searles）が指摘したように多場面的な心的・身体的動揺性のなかで、異なった自我の部分を「結び付ける」ために分析家がこうして要請されるのであろう。夢に関するフロイトへの準拠から離れることによって精神療法的「分析家」はこうして、ロラン・バルト（Roland Barthes）が指摘したように、コミュニケーションは、まさに間主観性に関する暗黙の理論に基づいた、間暗示性の問題であると考えるはずであろう。フロイトの精神分析において現象学的志向性はすべて却下されるのに対して、本質的に現象学的志向性のものであるこの間主観性概念が、精神分析概念として擁護されるようになったことは注目すべきことである（とりわけ『分析における構築』のテキストを参照）。もしも精神療法が「複雑な分析」であるとしたら、それは、枠組みの修正という名目よりは、むしろ分析家であり続ける必然性という理由からであると言うことを我々はここで忘れないであろう。たとえ患者は常にさまざまな「レベル」でコミュニケーション様式をしばしば即時的な同時性において求めるとしても。それでもなお患者は、精神療法家が精神分析家であり続けることを求めているのである。分析家を狂わそうとする努力は、分析家を正常に戻すことで分析家を治そうとするこの奇妙な意志が介在するのではないだろうか。

境界例概念は、少なくとも「態度」が間主観性の思想体系の視点で理解されるようには、逆転移的「態度」との関連で十分に考察されては来なかったことは確かである。この逆転移が患者の語りによって産み出された心的素材に同一化するという特殊な様式を要請するのに対して、分析的状況におけるコミュニケーションの間主観化は、「相互性」(「相互分析」というフェレンツィの有名な考想)を回復させるが、そこで分析家は、自らの感情と思考の内容の逆説的なまでの危機的変化を体験することができ、そうすることで伝達されることとの心内的経験を理解し解釈する手段を手に入れることができるとみなされる。したがって我々の問いは以下のようである。境界例概念はいかなる点において、あたかも対人関係の次元にあるかのように、様々な逆転移の形態の精神病理学的投影とみなされるのか、ということである。言い換えるなら、境界例に対する関心がさらに進展すると、転移と逆転移の間主観性の概念についてどうしたら語れるようになるのか、その条件に関心を持つことが適切であろう。

『危機と逆転移』(PUF, 1992)についての私の仕事の中でとりわけ提示した視点をここで詳しく展開するつもりはない。しかし、境界例の行動特性の記述から抜け出ようとする目的から、このような記述が、夢や転移との関係の下に考え続けることで価値を持つことを症候学的に対象化することに、実際どのように関わっているのかを明確化することは確かに当を得ている。この問題は重要である。というのは、それが精神分析的技法、したがって精神療法的技法の概念そのものに関わるからである。

よく知られているように、境界例を症候学的に対象化することは、これらの患者における分裂および否認の行動を際立たせるように導くが、それらの行動のために、現実との関係や他者との関係は寸断的というより、いわば折衷主義的のように見える。ここで一次過程が優勢であると言うことでは不十分なことは確かである。というのも、最も強烈な印象を与えるのは、周囲が少しでもこれらの患者の要求に柔軟で、彼らが引き起こす情動や感情による暗示的操作に寛容であるならば、これらの患者に奇妙なほど適応的態度が形成されることである。分析的状況で、患者のコミュニケーションは、はじめは同様の様式で構築されることを求めるが、患者の側から理解のある共感性を要求されているように思われるので、分析家に患者の分析家であり続けることは到底できないと思わせることは、まれではない。なぜなら、これらの患者にとって、すべての中立性は防衛的厳格さと感じとられ、彼らの生活の中心にある暴力そのものである死の不安へと連れ戻すからである。さらには、転移によって明らかにされる理想化過程において、分析家の理解に満ちた言動のすべては、このような患者にとって、反対に患者を孤立させることによって、人間的虚偽性を疑わせるのではないか。というのも、これらの転移は、（まるで患者は分割されえない対象、さらにはプレザンスで表象される対象の存在に脅かされるかのように）分析的状況における一つの対象との唯一の関係の中で全体として生じることは困難であるので、他の人々に対して現勢化される力強い愛憎の備給を担いつつ、こうして心的統合性と非変質性を保証するとみなされる理想化を準備することを特性とするのである。実際、精神症状の悪化と人格的解離の危険を起こすのは、「他者」との関係ではないだろうか。

境界例患者の治療を引き受ける中で、枠組みを必然的に修正することがしばしば話題となってきた。そのような修正（セッションの日程、期間、電話への応対など）が、臨床的刷新というよりも主に逆転移の流動性によるものであることを分析家は誰もが知っている。枠組みを侵犯する試みはまさしく存在し、それに備え得ることが必ずしも分析家の「柔軟性」とは限らない。しかしながら分析家たちは、セッションの経過中に自らの注意の条件について、しばしば自問したのではないか。フェレンツィに引き続いてニコラ・アブラハム（Nicolas Abraham）が指摘したように、セッションの分析的装置（dispositif）とは、セッションが夢なのではなくそれが生み出す空間が、夢自体と同等の創造性を有すると想定される装置なのである。セッションにおいて見たり聴いたりすることは、すべてのコミュニケーションを非社会化、脱関連化する一方、その代わりに「外観」への作用を強化する。精神病患者に対する分析的実践は、分析家個人の同一性の意味を変化させるこれらの外観（顔、声やしぐさ）の生成を直ちに我々に感知させてくれる。それはあたかも、人の存在の同一性を出現させたり、消し去ったり、さらには変えたりする力をもつ陰性幻覚をここで扱わなければならなかったかのようである。陰性幻覚が行使する生理作用（それは転移の強力な源であるのだが）は、フロイトが『グラディーヴァ論』の中で強調しているように、確かにここで、困難とみなされた治療における言葉による技法様式を規定することなのである。

「夢のなかの夢」（ラカン）、精神分析の原点である転移性夢の原型と言われるイルマの注射の夢が、ここでもう一度、私たちを導いてくれることになるであろう。フロイトの夢の中の不安が、この分析家の夢から、様々な同一化の退行した折衷的な解体に委ねられた分裂した自我を作り出す。もし分析の「解答」が、性的物質の化学式のようなゴシック体で書かれ、それと相関して様々な治療的態度の失敗を引き起こすとしたら、ある意味で、分析家の唯一の手段は自身の夢に回帰することだと言い得るであろう。分析家が治療の中で精神分析家の役割に同一化する限り、他の治療者と同様に道化役とみなされることに分析家が脅かされているのではないであろうか。

しかしながら分析家が一種の自我–分析家（moi-analyste）の同一性を保証されている時は、おそらく境界例は、分析家が見るようなこの種の外的な夢にならないのではないかと自問してみることが適切であろう。そうすれば「解答」は、患者との治療において、分析家の夢という退行が道化役の「境界状態」への回帰を生じさせるということなのである。治療において一人の患者の分析家になるということは、その症例の諸表象をほどいたままにしておくことではない。分析家が夢を見ることをやめる限りにおいて、その症例は安心して「境界例」になれるのである。

第四章

境界例における分裂（clivage）と幼児性欲

ダニエル・ヴィドロシェ

分裂は、パーソナリティの境界性構造の本質的な防衛機制として一般に見なされており、分裂に他の防衛機制が依拠していると言える。[6] 当初神経症と精神病の臨床的中間状態として、さらに精神病の偽神経症性形態として個別化された境界例の精神病理学的構造に対する精神分析的アプローチは、フェアバーンおよびメラニー・クラインの業績に強く影響を受けたものであった。

分裂という用語自体は、しかしながら、暗黙のうちにその機制および対象を示す以外には、個別に用いられる時に大した意味を持たない。実際、異なった心的に形成されたものの間に分裂があるというだけでは十分でなく、それらの形成されたものの本質、それらの分離がどのように行われるかを明確化しなければならないのである。

“Spaltung” というドイツ語は、他ならぬ分離を意味し、前（十九）世紀末に精神病理学で使われるようになった経緯は、リボー（Ribot）からジャネ（Janet）まで数多くの表現でその時代のフランス精神病理学において見出される概念変遷に対応している。そのことは “Splitting” というストレイチ（Strachey）の英訳が苦もなく行われたとしても、仏訳にとっては同様ではなかったことを示す。それは、ブロイラー

（Bleuler）が統合失調症の基本的機制とした“Spaltung”が“dissociation”という用語でずっと以前から訳されていたのに対してフロイトによって使われたその用語は、以降“clivage”[7]の用語で訳され、解離（dissociation）は、英語圏でヒステリー性の分裂を特徴づけるために採用されたことはこのような事情によるのである。

それでは境界性構造における分裂の機制をどのように定義づけるか。臨床的視点から、憎悪と愛情の態度間の分割にそれを当てはめることに賛成するとしても、メタ心理学的定義はより不確実なままである。そこでは、態度あるいは表象、信念あるいは欲動が問題であるのか。対象の心像の分裂と自己の心像の分裂を区別すべきなのか。単なる防衛的戦略か欲動の運命か。これらの疑問を提起するという事実自体が境界例の精神病理をもう少し近くから見つめることを我々に可能にさせるのである。

もちろん、フロイトが明白にこの病理を参照していないことは予想されるが、「境界性の」病理における分裂という用語の使用とフロイトが行った時代によった使用法との連関に関して相違が存在するのである。確かに、ヒステリーについてブロイアー（Breuer）とフロイトによって記載されたような様々な意識表象の分裂（Bewusstseinsspaltung）が問題ではない。それは構造的特性を持つものである。それは、（前意識と理解される）意識と無意識の間の心的現象の分割を特徴づける。この分裂の形態は、体系内のもので、抑圧を発動させ、心的装置の全般的状態を定義する。臨床的視点からは、パーソナリティの境界性構造と意識の異常状態に特有の解離的過程の間の差異はあまり明らかではない。多重人格や心因性健忘等において観察される「記憶欠損」（memory gap）は、精神状態の連続性の分裂の一形態を形成し、それらすべては抑圧の過程の結果であるが、境界性構造において作動するものに関連付けられるのである。

しかしとりわけより厄介なのは、この構造に固有な分裂と自我の分裂との関係である。フロイトは後者の用語のもとに、自我がある一つの対象に対して相反する二つないし複数の態度を取りうる過程を記述していることが知られている。「態度」という用語で、フロイトが言いたかったのは、表象間の分裂ではなく、外界に向けられ、両立しがたい信念に属する態度間の分裂である。これらの態度は、相互に影響しあうことなく並存している[4]。自我の分裂の研究が、『精神分析概説[5]』の「心的装置と外界」と題された章で扱われているのは偶然ではない。というのは自我の分裂は、他の信念と平行して幻想的信念が保たれることを可能にする外的現実の否認の結果であるからである。

ある種の著者[6]にとって、境界性構造において認められる分裂は、同じ次元の機制の結果であるのであろう。他の著者[1]に関しては、その関連がいくつかの理由から極めて議論の余地があるものと私は考える。そこでは、分裂は、現実に対する関係の同じ様式を有した二つの主観的経験を扱っている。一方その議論における否認は、分裂自体に適用され、それは、対立した状態の非認識ではあるが、外的現実の非認識ではない。この外的現実は、憎悪あるいは愛情の態度に従って異なった様式に「色づけられる」。しかしながらその外的現実は、精神病やフェティシズムで観察される否認が問題であるとしたら、自我の分裂についてフロイトが援用した否認のような知覚的否認と関連したものではないのである。さらに他方の態度の否認はまったく相対的なものであり、患者は別の時には反対の感情を持ちうることを熟知している。精神病において援用される機制との類推はしたがって誤りである。フロイトが思い描くように精神病性の否認は、外的事実に、そして外的現実に投影される主観的な内的事実のために適用される。境界性構造においてこのようなことはないのである。そこでは、分割が、まさに妄想性機制が確立する場合を除いて、決して外的事実と交代することのない相反する二つの主観的事実を形成するのである[10]。

さらに境界例の分裂を信念に関する用語で考察できるであろうか。対象が継時的に憎まれ、かつ愛されるとしても、憎むべきあるいは「愛すべき」特徴は、情動自体から分離されることはないし、そして拒絶あるいは接近等の欲動的運動の用語で表される自己の態度からも分離され得ることはないのである。さらに精神病においては（思い起こしてほしいのだがこの分裂が固有の意味での妄想的信念にかかわるものだけに）自我の分裂における断固とした「認知面の」特徴が保持され得るとしても、それだけでそれをフェティシズムと言うことはできない。フェティシズムの対象に対する偏愛は、現実の知覚の面だけで説明されないのである。その偏愛を、去勢の脅威に対して患者を安心させるように定められた一つの単なる信念として解釈することはできない。対象に対する熱情は他の機制に属し、その機制によってフェティシズムの対象が欲されるものとなる。我々はここで欲動的性質の分割、少なくとも幼児性欲性の欲動と世界認識の間の分割を考えざるを得ない。そのような過程において自我の分裂はどのような場を占めるのであろうか。フェティシズム患者の立場はエディプスコンプレックスの受難に結び付いている。年少の男の子は、母親に対するファルス的欲望の中で、母親のファルス的欲望の対象に同一化することによってしか享楽を抱くことができない。彼は、母親の体においてファルスを象徴化しうるものに同一化することによってファルスになる。このリビドーの運動の中に分裂があるとしても、それはまさにフェレンツィが『大人と子供の言語の混乱』[2]の中で記述した分裂である。「こうしてほとんどすべての子供は、異性の親の場を横取りすることを夢見る。十分注意してほしいのだが、それは想像に過ぎない。現実に彼らは、愛情、とりわけ母親の愛情をなしで済ますことを望まないし、またそうはできないであろう」。その子供は、彼が愛する母親は異性であり、生来的に神秘的で、またそのことによって不気味であることを知っているのである。他方で彼は、母親に欲望されるファルスになるという無意識的自体愛的幻想を育み、この幻想を具現する想像上のシナリオを構築する。分裂は、まず愛情の二つの形態、すなわち対象愛と幼児性欲的幻想の間に起こる。これがフェティシズム患者の立場で見出される分裂であると言い得るであろうか。

フェティシズム患者の立場における自我の分裂の理論を構築する時、フロイトが欲動の次元を「忘れた」というのはあまりありそうなことではない。この完成に彼を導いたのは同じようにおそらく欲動の理論である。一つのエネルギー、身体的源泉から発する一つの圧力と見なされる欲動は、それが向かう対象とは独立している。分裂は、欲動ではなく、まさに対象に関わるものである。それは、記述的用語で表した自我の分裂（二つの分裂した態度の意識）だけでなく、メタ心理学的用語で表した自我の分裂でもある。自我は、エスから発する圧力を自分に都合よく導くために対象を分裂する。境界性構造の分裂に適用可能な一つのモデルをそこに認めるのは難しい。後で見るように、愛情・憎悪の分裂の存続を保証するのは、フェレンツィによって提案された「遊戯としての分裂」（clivage ludique）の欠如であるという点において、そのモデルは境界性構造の分裂に対置されるのである。

この視点もフロイトの著作に欠如しているわけではない。それは終始一貫してまさに存在しているのである。我々がそれを認めるのは、両価性の用語によってであり、分裂の用語によってではない。ある著者は、意識の分裂と自我の分裂の間に入る分裂の第三モデルを認めようとさえした。[1] 確かに、『欲動と欲動運命』[3] の中にそれははっきりと見出される。「自我は、それが自体愛的である限りにおいて、外界を必要としないが、外界由来の対象を受容する……にもかかわらず自我は、内的な欲動刺激をしばらくのあいだ不快に満ちたものとして体験せずにはいられない……自我は、差し出された対象を、それらが快の源泉である限りにおいて、自我の中に受け入れる。（フェレンツィの表現に従えば）それらの対象を取り込み、他方、自我自体の内部で不快の契機となるものを自我の外部に追い出す……」。このテキストの続きで、フロイトは、分裂という言葉を使うことなく、対象および自己の分裂に言及している。

取り上げた問題の要点は、実際、我々が研究する過程の本質さえも示している。フロイト以後の臨床的および理論的発展は、対象関係のメタ心理学的パラダイムにおいて位置付けられ、欲動のパラダイムにおいてではない。メラニー・クラインとフェアバーンの二重の系譜がそれを物語っている。一方は、分裂的・妄想的体勢、投影性同一視等に準拠し、他方は、他者との関係およびシゾイドの引きこもりに準拠する等によって。その概念をその特異性において分離することに貢献した主要な著者たちだけを引用するのなら、ウィニコット、マーガレット・マーラー（Margaret Mahler）、コフート（Kohut）そしてカーンバーグが相互の概念を取り入れあったことが分かる。フランスにおけるベルジュレ（Bergeret）は、より伝統的フロイディアンで、境界性構造を神経症性パラダイムと精神病性パラダイムの中間的であり中心的な視点において考察するというまったく異なった視点に位置付けられる。

しかし、このような分裂の特異性を主張することは、困難と混乱の危険なしにはいかない。分裂は、外的現実に属する現実の対象としての他者に関わるのか、あるいは対象の心像、すなわち幻想の内容に関わるのか。曖昧さは残るが、その曖昧さが、なぜ我々がフロイトによって記述された自我の分裂の中に一つのモデルを見出し得たのかを多分説明することになる。確かに投影性の機制、とりわけ投影性同一視の機制は、外的現実の知覚を変化させる。しかしそれは二次的な機制であり、そして対象および自己の分割が根本的に表象に影響を与えるとすれば、この分割はまず内的な幻想による構築物に関わるのである。

それゆえ私は、対象の心像の分裂と自己の心像の分裂とを分けて考察することができるとは考えない。双方の心像は、シナリオ自体の中で緊密に結ばれている。憎むあるいは愛する関係が自己および対象の心像を定める。無意識的幻想が行為の実現の様式の上に形成される限りにおいて、どのようにしてそれ以外のことがありうるのであろうか。無意識的幻想は行為を表象するのではなく、行為を具現化するのである[9]。

根本的疑問は、分裂の機能に関わるものではなく、そして我々はそこに防衛的機能を見て取りうるのであるが、その起源に関わるのである。その起源は、その性的特質、さらに正確に言えば幼児性欲との結びつきを見誤らなければよく理解できるのである。愛情と憎悪の間の分裂は、欲動的両価性の耐え難い特徴に対する防衛的作用だけではなく、この両価性から起こるものでもあるし、あるいはそれどころかこの両価性を構築するものでもある。なぜなら自我は、分裂した欲動的力、すなわち分裂が発動する心内的葛藤において表現される内的暴力も、行動化において現れる外的暴力も制御できないからである。これらの構造における分裂は、自我の戦略の結果ではなく、また固有の意味での自我の分裂でもなく、リビドーの早期の受難からなる蒼古的欲動的固着の結果である。

ポスト・フロイディアンの二重の系譜（M・クラインとフェアバーン）に立ち帰ると、すでに提起された曖昧さを考慮しなければならない。他者への愛着（対象愛）、あるいは両価性が関わる自体愛的幻想が問題であるのか。多分その答は、先に引用したテキストでフェレンツィが指摘する分裂の中に探さなければならないであろう。

対象愛と性欲動の区別は、発達精神分析の理論においてずっと以前からの未解決の疑問である。『性理論のための三篇』（一九〇五）から『精神分析概説』[5]に至るまで、この疑問は絶えずフロイトによって何度も取り上げられた。それは、現代精神分析において異なった学派の理論的多元性に応じて異なった様式で再考されている。

周囲の現実の人々（とりわけ母親）へと向けられる愛情と子供の自体愛的活動に結び付いた性的幻想の関係はどのように展開するであろうか。極端に図式化すれば、対立する二つの視点が考えられ得る。一方では、フロイトにならって、性欲動は、一次的で、性感帯の興奮から由来するものとして見なされる。思春期には、「対象発見の過程が成し遂げられているが、その過程は乳児期以来準備されていたものである」（『性理論のための三篇』）。確かに、性欲動が内因性で一次的である限りにおいて、対象の発見を準備し、幼児性欲が大人の性器期の性欲をどのように断念するかを説明する「元対象」、すなわち乳房の存在をその時点で仮定することが必要である。しかし、自己保存欲求から独立した一次対象への愛情のための場所は存在しない。ところで人間に対する一次的愛着は、乳房に対する愛着と混同され得ない。

他方では、フェアバーンの後、バリントやボウルビィ（Bowlby）によると、対象愛は一次的なものと見なし得る。しかしこの愛着は、自己保存欲求に裏打ちされた自体愛的快楽経験とどのように連動するのか。私見によれば、危険は、そこで幼児性欲を単純な行動的図式に還元することにある。あるケースでは、フロイトの視点で、自体愛の機能は一次的ナルシシズムの結果である。他のケースでは、バリントの考えによれば、愛着は、現実の母親への関係という表現として、性的幻想の源泉で、二次的に対象の内在化を引き起こす。

これら二つの視点を区別することは困難であり、しかしながら相互にそれらを一方に還元することもできない。対象愛と自体愛は、全幼年期を通して併存する。双方の満足条件は同一ではない。対象愛は、現実の一人の個人、近親の一人の「他者」に向けられる。この個人間の相互作用は精神的表象と相互的行動に素材を与える。目的は他者の反応であり、最終の狙いは他者から愛されることである。対象愛と異なり、幼児性欲は（少なくともフロイトの指摘に従えば）性感帯の興奮から構成され、身体的そして／あるいは心的自体愛的活動の中に満足を得る。ここでの対象は、想像上のシナリオの役割を演じるために呼び出される役者を表すに過ぎない。対象は互換性があり、同じ対象が、同じシナリオの中で異なった役割を演じることもあり得る。願望充足（Wünscherfüllung）は、探し求められる目的であると同時に快楽の源泉でもある。

大人において性的快楽は、理想的には、現実の人物としての他者に対する恋愛関係を通して実現されるものであろう。この場合、対象愛と性欲の間の区別は、性器期の性欲の到来とともにすべての意義を失い、幼児性欲の未熟状態の痕跡に過ぎなくなるであろう。大人において観察されるこれらの解離は、対象愛の発達経過における、あるいは性欲動の発達経過における未解決の幼児性葛藤の結果であるのであろう[11]。

しかしながら、対象愛と性欲動の間の関係のこの再検討は、それらの相互作用の機制についての再考を要する。

古典的「依託」の理論に従えば、生物学的起源を持つ一次的性欲動の満足は、同様に一次的で生物学的な他の欲求の満足に結び付いている。この視点から欲動は、自己保存の満足を保証する諸対象に向けられるに過ぎない。一次的対象愛はいかなる役割も果たさない。

我々が、この依託の過程を一つの同じ状況における二つの欲動の融合としてではなく、一連の区別された二つの段階と見なせば、私にはこの困難が解決されうるように思われる。第一段階で、自己保存欲動の満足があり、そして第二段階で、「事後的に」経験の想起がある。第一段階で子供は、対象が自己保存欲求の満足を保証することを享受する。次に子供は、自体愛によって、その幻想の内に対象を包含する快楽の経験を再現する。愛着の一次的関係は、自己保存欲求に支えられて、一次的経験において決定的役割を果たすが、子供が現実的出来事を性的幻想に変遷させるのは、記憶的痕跡の想起によってである。

幼児性欲は自体愛的であるが、それらの対象および目的は以前の経験に関連した対象および目的から派生する。それらは空腹のような、他の本能的欲動および、母親にしがみつく行為のような、他人に向けられた他の愛着の形態を満足するように運命付けられていたものである。

最初の数ヵ月から、母親への愛着関係、口唇的満足そして自体愛的吸綴《きゅうてつ》との間には関連が存在する。自体愛は対象関係の以前の諸経験の再生から構築される。記憶的痕跡は、場合によっては自慰的活動をともなう新たな経験、清明な夢想の中の満足の錯覚として再構築される。この記憶的痕跡は、同様に抑圧されることもあり得るが、その時は無意識的幻想、欲望の「幻覚的」実現として存続するのである。

当然、満足経験の表象がこうして自体愛的活動に変遷するとすぐに、自体愛的活動の反復は、幻想の実現として見なされることになるような「現実の」原光景に新たな意味を与えることになるであろう。しかし分裂は、自体愛的活動と対象愛の間、現実の人物と想像上の対象の間に存続するが、それは先に見たようにフェレンツィが記述したことであった。

対象愛と自体愛の間の分裂は絶対的なものではなく、それらの間の相互作用を排除するものではない。子供の性的幻想の内容は、母親が性的領域以外で子供と関係する、複雑な「現実的」状況に由来する。その光景は記憶として保持され、積極的に再想起され、圧縮と置き換えによって再構築され、こうして自体愛的活動の一部となる。

生誕の最初の年以来、この過程が感情生活の発達においてある役割を演じたと考えるのにはいくつかの理由がある。過剰な自体愛的活動は早期の愛情剥奪の結果であり得ることが知られている。さらに成長した時に、生産的でない興奮や遊ぶことができないことは、メンタライゼーションの欠落としばしば見なされるが、私の意見では、心的自体愛の喪失の結果として理解されるべきである。この行動を一つの葛藤の表現として解釈することは、しばしば無効のままである。そして治療者は、経験の「幼児」性欲化を容易にするために、転移の誘惑を利用し、その結果、子供にその固有の幻想を形成する手助けをすることによって、子供の精神生活に接近するためのより多くの可能性を持つのである。メンタライゼーションの欠如と象徴的活動への参入の困難さは、直接的に幼児性欲に関わる創造性の貧困と結び付いているのである。

境界性のパーソナリティを呈する子供において、絵画や遊びの中で表現されるような良いおよび悪い部分対象と良いおよび悪い自己の部分表象の間の「生の」幻想と分裂は、同様に心的自体愛の加工の欠如の結果である。現実の関係に由来する良いおよび悪い経験は、現実の外傷的出来事に対する有効な防具を構築しえない貧困な幼児の性的幻想に素材を与える。

パーソナリティの境界性構造においては、夢や無意識的心的活動において作動する無意識的幼児性欲が、一次的欲動的両価性を制御し統合するための有効な役割を果たさなかったようにすべてのものごとが生起する。このような場合、分裂妄想的構造の残骸が誇張化された形で存続することになるであろう。同じく部分的に欠如している幼児性欲をこのように創造的に用いることは、欲動あるいは自我の固有の運命の一部を形成するのであろうか。この最後の答は留保するが、自我の機能が欠如していても、その機能は、意識的心的創造性の源泉である無意識的自体愛的心的活動性の中に満足経験が統合されるために、満足経験を想起することを可能にするものであるという考えを提案したい。

パーソナリティの境界性構造を呈する患者は、このように両価性を抑えることも、幼児期の遊戯としての分裂に頼ることもできない。正常の両価性は、相反する欲動的力の間で自我によって能動的に制御された動揺を許容する。(8) 境界性構造の自我は、この能動的動揺を保つことはできない。その自我は、受動的に被ることになる分裂の法則、他の防衛機制の結果自らの利益のために使用する分裂の法則に従うからである。そこから、これらの患者においては、遊戯的活動の貧困、機知およびより一般的には昇華的活動への接近の貧困が生まれるのである。その出口が、行動化と投影性同一視である。

治療過程に関しては、「転移神経症」が喪の作業により近い過程に席を譲るような新たな変化のモデルをそこから演繹することが我々にできるだろうか。転移神経症の解消は、過活動的で十分制御されていない幼児性欲が引き起こす様々な過程と葛藤の発見を仲介とするのに対して、境界性構造の治療過程は、分裂を乗り越えることを可能にする幼児性欲に固有の遊戯的で夢想的な創造性の再発見を仲介とすることになろう。

文献

（1）Brook J. A., Freud et Splitting, *Int. Rev. Psycho-Anal.*, 19, p.335, 1992.
（2）Ferenczi S., *Confusion de langue entre adulte et enfant*, trad. fr. Vera Granoff, *La Psycanalyse*, vol.6, Paris, Presses Universitaires de France, 1961.
（3）Freud S., Pulsion et destin des pulsions, 1915, trad. fr. in *Œuvres complètes*, Ⅷ, Paris, PUF, 1988.
（4）Freud S., Le clivage du moi dans les processus de défense, 1938, trad. fr. In *Résultats, Idées, problèmes*, t. Ⅱ, Paris, Presses Universitaires de France, 1985.
（5）Freud S., *Abrégé de psychanalyse*, 1938, trad. fr. A. Berman, Paris, PUF, 1964.
（6）Kernberg O., *Les troubles limites de la personnalité*, trad. fr. D. Marcelli, Toulouse, Privat, 1979.
（7）Laplanche J., Pontalis J. -B., *Vocabulaire de la psychanalyse*, Paris, PUF, 1967.
（8）Maldonaldo J. -L., On ambiguity, confusion and the ego ideal, *Int. J. Psycho-Anal.*, 74, pp.93-100, 1993.
（9）Widlöcher D., *Métapsychologie du sens*, Paris, PUF, 1986.
（10）Widlöcher D., A propos de la croyance délirante, *Rev. Int. Psychopathol.*, n° 14, pp.249-269, Paris, PUF, 1994.
（11）Widlöcher D., Éros infantile. Un malentendu, in *Avoir peur, Le fait de l'analyse*, 3, pp.221-236, 1997.

第五章

境界性機能様式：いかなる境界か

カトリーヌ・シャベール

これから私は、精神分析的精神病理学の内部で境界性機能様式と記されるものの本質を、その独特の骨組みを構成していると私が考える二つの軸を中心にして駆け足で位置付けてみたい。一方は、内的現実および外的現実の構成の双方における喪失不安とその特殊な派生物という軸で、他方は、本質的にマゾヒズムにおいて分節化される心理性的な構造という軸である。この発表の後半は、精神分析的臨床と境界性機能様式の治療においてとりわけ認められると私が考える陰性治療反応に割かれることになるであろう。

まずは境界の精神病理と用語の的確さについて少し言及したい。多分主観的な理由から私は、境界例（état limite）よりも機能様式（fonctionnement）という用語を好む。状態（état）は、静的、場合によっては一時的、一過性のものを表すように私には思われる。境界性機能様式は、きわめて明確な精神病理学的構造の一つの様態を構成する。その様式は同時に、著しい異種性によって特徴づけられる多彩な症状を示す臨床的次元において、著しい複雑さを持つのである。また、その機能様式が、知覚や投影、内と外との弁証法を巡って、（単に精神病的産物だけに同化されない）蒼古性（archaïque）とエディプス的性の錯綜と分節化に関して中心的問いを打ち立てる限りにおいて、メタ心理学的次元においても著しい複雑さを持つのである。

私がやはり精神病理学の用語で正確を期したい第二の点は、境界性機能様式を定義する際に、神経症性でも精神病性でもない状態という定式化に異議を申し立てたいということだ。境界性機能様式を神経症と精神病という不可避的に階級的な体系の中で中間的場所に位置づけることになる限りにおいて、このような否定的定義は適切ではない。ところで、臨床が示すように、代償不全を呈さないパーソナリティの境界性構造はさほど困難もなく機能している一方、はるかにより弱々しい形で、「必死にガレー船を漕ぐ」かのごとき生活を送り、そこで精神医学が重要かつ反復的な機能を果たしている他の境界性構造もある。それゆえ、こうした心的機能の様態には、より病的で、より苦悩に満ちたものからまずまずの安寧の状態まで非常に大きな幅がある。

境界性機能様式の古典的定義の一つは、神経症的行動と精神病的行動が結合し、並存していること、これらの様態が患者によって異なって配分されるに至ることを強調する。すなわち、ある患者においては、去勢の次元の問題に関連した神経症的防衛に訴えることが支配的で、「より精神病的な」側面は蒼古的な動きの再活性化により一時的に呼び起こされるように見えるのである。他の患者では、制止が優勢であるが、分裂が本質的に防衛過程を構成するような文脈の中で一次過程が発現することによって定期的にその制止に穴が空けられる。しかしながら、それぞれの患者において、その患者を特徴付けている神経症的部分と精神病的部分を探すことは当を得ていないように思える。精神分析的精神病理学によって開かれた展望の中で、境界性機能様式という表現を可能にする防衛に関する様々な修正と同様にこれらの心的機能様式を構成する本質的な問題性を引き出すことがより建設的なように思われる。

対象喪失の問題性（原注1）

すべての患者は、その発達と生活の経過中に、プシケの内面で対象の欠如と喪失、結果的にそれらの対象表象の永続性に結びついた様々な問題に直面する。この主張は、自我欲動（自己保存）と（対象に向けられた）性欲動の対立と相補性において（『欲動と欲動運命』[5] 以降かもしれないが）理解すべき自己愛性備給と対象備給との間の結合体系を立証しようとすることは明らかである。この弁証法はしかしながら、内と外の間、主体と対象間の中間的領域の通路だけで起こり得るものであるが、ウィニコットの業績の本質的関心が定位することになるのはもちろんそこである。移行性の領域が主観的なものと客観的なものの間で展開され、さらにその領域が受け入れられ、遵守されることが必須である一つのパラドックスに支えられた幻想の空間であるとすれば、その領域は、それだけが対象の利用を可能にする「経験の中立的領域」を創設するのである。ウィニコットにとって、対象関係から「対象の利用」への移行は、主体が幻想的に対象を破壊するが、その対象がこの幻想的破壊を耐えて生き長らえることを意味している。

私の第一の仮説は、移行性への接近について以下のようである。中間的領野は主体と対象の二つの間で展開するので、そのどちらかに帰属させることは決して問題とならないと私は確信している。それゆえ移行性への接近は、個人により程度がさまざまである境界性機能様式においては不安定、一過性、散発的、かりそめのもののままであり続ける。それはまさに対象が主体の攻撃に耐えて生き残っているという保証が形成されていないからである。

（原注1）私は、第一段階として、対象知覚の喪失の不安と対象愛の喪失の不安の間の区別を考慮しない一般的表明を選んだ。

これらの臨床像をめぐって対象関係、対象の欠乏、対象欠如および、あるいは欠如の意味等の問題が連接するのである。移行性の此岸では、夢と現実の二つの次元への帰属の拒絶という事実のために、対象表象は不安定で、確固としてあり続けることが困難であることが露《あらわ》になる。中間的空間つまり交流的空間を構成する移行性の彼岸では、心的光景は、様々なシナリオの展開を支持する。その意味は性的であったり、誘惑的であったりするが、その言説の象徴的特質を育むことになるのである。対象欠如の再認は、同様の様態で加工されることはないであろう。それは、患者にとって、毎回新奇なものである力学における不測の事態を表すであろう。しかし、それは、（一方では）内と外との間、主体と対象間に多少とも強固であったり、多孔的であったり、あるいは非実在的であったりする境界が設置されることを、他方では、メッセージの意味が決定的機能を果たすことになるコミュニケーションの体系において、この内と外の間、この主体と対象間の様々な関係への備給を説明するであろう。言い換えれば、対象欠如が心的空間における対象消失を引き起こすことがある。なぜなら、いかなる意味も対象の不在には与えられず、その不在は、喪失の苦痛と心的加工を可能にする表象と結び付けるいかなる幻想的構築物も生じさせることができないからである（私は、特にA・グリーンの死せる母のコンプレックスのことを想定している）。「不在の意味」が見出されかつ、あるいは与えられると、その時情動と表象間の連合に向かう通路が可能となる。そしてその通路は、抑うつ状態または抑うつの契機を特徴づける思考内容の望まれた排出と、茫然自失から起こりうる思考の放棄、そして思考に対する脱備給の徴候を出現させることとなる。

J-B・ポンタリスは、ある非常に素晴らしいテキスト(17)（一九八七）の中で次のように記している。「喪失の中でもっとも耐え難いのは、視覚の喪失ではないだろうか。視覚喪失は、他者における愛の絶対的撤退を、我々においては本質的な障害の不安を物語るのではないだろうか。目に見えないものを愛することはできないのではないか。まず我々は見なければいけないだろう。ただ見るだけではなく、まずは見てみて、愛される対象が全体として我々の視線の届くところにあり、我々の同一性において我々を反映していると安心することで、不在が呼び起こす不安を常に静めることができるのである」(二七五頁)。

境界性機能様式の抑うつという問題提起においての他者の喪失に関する問いが形成されるのは、まさにこれらの本質的な用語においてである。他者の喪失は、それとともに、その消失によって、自己の喪失を引き起こすことがある。目に見える他者の喪失は、そのことによってまさに存在の連続性の感覚を保証するプシケの内部の内的対象としての自身の存在を維持することを許さないのである。

以上が、私が明言したいと思う第一の点である。すなわち、(境界性機能様式においては減退していることが知られている) 内在化過程においては表象と情動を結び付けるが、この作業の条件として、肯定的あるいは否定的という価値を帯びやすい情動や感情の用語で、または、実在あるいは不在の対象に関する表象と結び付いた快と不快という用語で、内的に体験されることを内的知覚と認識するという点である。境界性患者において通常無効で到達不能にみえるのは、基礎的ではないにしてもこの基本的作業である。これらの内的現実との減弱した接触は、内的欠損をいわば取り繕うと同時にそれを補強することとなる外的現実に対するありがちな逆備給としばしば同じやり方で扱われる。それは、この上なく逆説的な手続きであり、深みにはまり込むことで徐々に夢中になり、これらの錯覚的利得を失うと破綻する傾向にあるのである。というのは、もちろんここで問題なのは、他者を拒絶するのと同時に、支配とナルシシズムに完全に服従することによる疎外的依存の構築、維持、保持において他者のプレザンスの特徴にしがみつくことになるからである。

対象喪失の問題は、境界性（および自己愛性）機能様式の中心的なもので、苦痛の被胞化の中核となるが、外的現実の利用において、抑うつ的不安と戦うために配置される、死にもの狂いで困った結果を生む防衛戦略を見出し得るのである。外的世界は、実際には外部のものとして定位されており、変更することはできない。外的知覚がそれ以上還元できないことが、主観的状態が他者によって知覚されないようにするために、主観的状態、その中でも情動、そして情動の中でも悲嘆を遠ざけておく一つの防水壁として利用される。すなわち依存によって捉われた主観性に対する備給自体が不安定で脅威となるものであるので、主観的状態は示すことはできない。内奥性・内密性を表すこの主観性は、他者に知られることを拒絶するので、面目を失わされ否定された経験に対して、受け入れないという結末の転移性反復が出現するのである。しかしながら、主観性が支持され擁護されるべき内的現実として認められるためには、これらの情動は知覚され、同定され（すなわち表象と結びつけられ）なければならない。この際、母親が子供の悲しみに、その原因を聞いたり言い当てたりするために懸命になることは、まさにそれによって知覚しうる情動とその対象を結び付ける手続きを保証し、「どうして、誰のために泣いているの」と聞くことは、必ずしも応答や弁明をそれ以上求めることがなくても、知覚可能で意味が与えられた内的空間に実体を与えるためだけに、体験されることとの適切さを築くことになるのである。それは、ウィニコットが、その有名な言い回しの中でおそらく言いたかったことである。「隠されていることは一つの喜びであるが、見つけられないことは破局である」（文献19、一三二頁）。それがないと、快と不快の源を構成する可能性のある対象の欠如を反映して、自己の喪失、むしろポンタリスの表現にしたがえば「自己の不在」[15]を引き起こす危険が生じる。

外的現実の治療とはそれゆえ特有である。何故なら、外的現実は内的な空虚さを覆い隠すか、むしろ補完するために利用されているからである。心的光景は外に置かれて、存在することを実感するために「演出家」に頼る必要性、それどころか緊急性さえあるのである。

愛そして、あるいは憎悪

私がこれから展開していきたい視点は、他者との関係の特性に関するものである。それは両価性（ambivalence）への接近が非常に困難であることを明らかにすることによるのである。そのためには、対象関係についてのクライン派の視点を採用するのが理に適っているように思われる。抑うつ態勢が不安定に加工される時、両価性が統合されることはできない。実際、感情の両価性を保証するのは、同時に良くもあり悪くもあり、時には良くて時には悪いという、永続的な対象全体を表象する能力であり、かろうじて可能な弁証法において愛と憎悪を結び付ける可能性である。妄想・分裂態勢を特徴づける本質的必然性によって規定される分裂があるが、対象備給の様態においてますます分裂を用いる境界性機能様式では、この連続性がうまく働かないようである。しかし、たとえ被害的側面が広範に存在しなくても、「陽性の」運動と「陰性の」運動の間に、分離や断絶さらには防水性を作り出す諸態勢を我々は発見し、それが欲動の治療の中での特異な経済論に立ち帰らせるのである。

憎悪は強烈にこれらの運動の土台を形成しており、その位置と機能を把握するためには、たとえ短くともメタ心理学的基礎に立ち帰ることが有用かもしれない。まずは愛と憎悪が単純な逆転関係にはないことを思い起こす必要がある。憎悪はその反対のものである愛の逆転ではない。フロイトは、愛と憎悪が、共通の原初的要素の分裂から生じるのではなく、それぞれ特有の発達に属することを強調している。

対象関係としての憎悪は、愛よりも古いものである。憎悪は、心的生活の開始における外的世界に対する拒絶にその起源を持つ。それは自己愛的な自我によって決定された拒絶である。憎悪は諸対象に反応した不快の表出を構成し、この視点において、通常性欲動と対立関係にある自己保存欲動との関連を保っている。

欲動の第二の理論は、愛と憎悪との対立により一層深く根を張ってはいるが、今度は生の欲動と死の欲動との対立の中に見出される。けれども、憎悪と死の欲動とを重ね合わせることは、死の欲動がまた別の過程（特に反復強迫）を支持していることから誤りとなるだろう。憎悪と性の結合は、むしろエディプス・コンプレックスの中で感情の両価性と結びついて持続する。というのはエディプス・コンプレックスが、両価性の葛藤として欲動の根源に形成されるからである。愛と憎悪は、その両方が構築され根拠付けられると、同じ人間に向けられる。両親のおのおのに向けられる両価性は、神経症的エディプス構造を特徴付ける一方、片方の親への愛と他方の親への憎悪という分裂は、私見によれば、いっそう境界性機能様式のエディプス構造を特徴付けるであろう。

これらの考察は、境界性パーソナリティ障害がエディプス的性を少しも排斥するものではないと考えることを可能にする。エディプス・コンプレックスは生き続けており、精神病理学的な構造にしたがい特有のやり方で扱われ、症例によって多かれ少なかれ構造化する価値を保持する。境界性機能様式において、「良い／悪い」という分裂は、両価性に到達不能であるがゆえに、両価性を回避しながらエディプス的形態に触れることになる。実際、陰性の運動という暴力と陽性の運動という微弱な抵抗力は、この二つの間の妥協を不可能にする。これら二つの分離と徹底した相互排除は、非常に困った結果を生むものであるが、最も効果的な防衛的解決策なのである。

エディプス的構造化の此岸において、憎悪の機能は、主体および対象の分化された表象の構成と確立において現れる。『否定』(9)はここで一つの本質的な論拠をもたらす。取り入れと投影という作業、そしてそれらを決定する判断（私は好き／嫌いだから私は食べる／吐き出す）を通して、憎悪を構成する機能は、主体性の認識において出現する。原初的に、その機能は、主体にとって快あるいは不快の源泉となるような良いまたは悪いという対象の質に立ち帰らせるだけでなく、自己保存欲動によって支持された連続性の感覚を脅かすことになるこの対象の「存在自体」にも立ち帰らせることもあるだろう。

それゆえ、対象の存在を実体的に考慮する指標として憎悪が作動するのは、分離と分化の運動においてである。憎悪を明示する敵対するという内包的意味は、憎悪をもっぱら破壊的あるいは殺人的傾向と同等に扱うということになってはならない。「実際、憎悪はまず他者の存在を前提にし、さらに必要とし、たとえときに致死的幻影に付きまとわれていても、他者の存在から滋養されるのである」

以上のメタ心理学的考想は、境界性機能様式において憎悪を維持する必要性を理解することを可能にさせる。侵入的脅威を訴える時は、様々な分化戦略が働いていることに気付かなければならない。憎悪に満ちた欲動の運動は、他者による侵入の危険を回避するが、他者の周辺は、他者が持つ魅惑と依存によって攪乱《かくらん》されることがある。

他者が攻撃の標的であるにもかかわらず他者の永続性の保証としてその存在が常に必要とされるのは、

他者がひどく憎まれているからである。この場合、「他者に対する敵意は、他者に対する愛情ではなく喪失恐怖を覆い隠す」が、それは逆説的に見えることがある。表出レベルでは対象は拒絶され、罵《ののし》られ、面目を失わされる。しかし潜在的レベルでは、この陰性の事柄は、見捨てられ不安に対する一つの自己愛的な防御手段として理解される。

当然ながらこの憎悪は、マゾヒズム的運動においてであれ、メランコリー的色彩の運動においてであれ、主体自身に回帰する可能性がある。この二つの「運命」は、境界性構造においてよく認められる。

他者への「憎悪の投影」は、二重の目的を自らに与える。その投影は、主体に耐え忍ぶべき辛《つら》い欲動的運動（攻撃性は、とりわけそれを引き起こす欲求不満への一つの不快反応であるのだが）を取り除くことを可能にする。またその投影は、境界性機能様式にとっての本質的な憂慮である内と外の間、主体と対象間の境界を強固にすることも同様に可能にする。こうして、（用語の完全な意味での）憎悪が現れるためには、投影による対象の構成を待たなければならない。憎悪と投影の関係は、投影の定義の一部を形成している。すなわち憎悪は、投影と同様に、外部と憎悪されるものが混同される因果性の体系における不快反応に属する。それゆえ臨床においては、憎悪を見失わないことと、投影性運動が起こる度に憎悪の出現を予期することが重要であるように思われる。

境界性機能様式における投影は、否認と分裂が優勢な体系や、境界の混乱の中に組み入れられている。投影性の排出は、主体と他者をより明確に定義しようとする反復性企図において現れる。内と外の間の境界のもろさと、それに由来する混乱のために、これらの企図はしばしば失敗する。投影は、十分な内的実体が決して認められない欲動の運動を、行動として外部に移す外在化としばしば混同される。

主体と対象の分化の意味に参入しうる行為と、たとえば投影性同一化のように、（主体と対象という）標識の喪失に埋没したり、熱狂したりする行為の間に、一つの逆説があらわれる。これらの文脈で否定は、外的世界と内的世界を明確な認識によって構造化するやり方では作動しない。否定は、心的機能様式を分割することで一貫性の形態を維持しようとする否認と分裂によって置き換えられる。

分裂と関連する投影は、外的現実の知覚に非常に密着した過剰適応的局面と、この同じ現実が、過度に常軌を逸したやり方で歪められ、解釈される過剰投影的局面と間の交代において、それらの防水的過程を明らかにするが、この二つのタイプの行為の間のいかなる妥協も可能ではない。

性的なものの問題：マゾヒズム

境界の病理は興味を引く簡素化された形で語られるが、境界が多孔的なままである自我にとってより強固な境目を作ろうとする様々な分化の結果の彼岸で、欲動の運動は心理性的構造の中に激しい形で召集される。危険または障害物は、お察しのように、退行的な欲望に命じられたように思われる言説によって仕掛けられた罠の中にある。そこでは、依存性が母性と混同され、見かけ上の脱性愛化が欲動の暴力を覆い隠し、明白な様々な「幼児的」態勢は、エディプスの性的網目に組み入れられた愛と憎悪の運動をありそうもないどこか他の場所に追放するように思われる。それゆえ、性を基礎付ける軸を維持しなければならないし、分析家自身が、自己愛の探求のスクリーンを通してしか性的メッセージは現れないという口実で、退行によってあまりにも強く発せられるためそこから性的メッセージを消し去ってしまうような要求に目を眩まされるという袋小路を避けるためにも、欲動の支柱を無視してはならない。ナルシシズムは、それ自体また、性に起こりうる様々な運命を提供するのであり、そしてそれは、境界性機能様式のマゾヒズム的構造において驚くほどに存在し、過剰に要求してくるようにみえることを忘れてはならない。

これから私は、フロイトの研究を通して、境界性患者におけるマゾヒズム構造の特有の特徴を簡潔に引き出してみたい。

導きの糸を構成するものは、欲動の二重性へと、そして異なる問題領域におけるその治療へと立ち帰らせる。マゾヒズムを人間の性の本質的構造とみなすことについては、そうした立場をとることが引き起こしかねない抵抗にもかかわらず、我々は同意するだろう。まず幻想的次元での本質的な場所は、一九一九年のテキスト『子供がぶたれる』(7)が明示するものである。叩かれる子供の幻想は、平凡でありふれた自慰的ファンタジーを構成し、そのエディプスとの関連は、フロイトがそれについて提言する展開の中で全くもって明白である。「性倒錯は子供の性生活と切り離されていない」とフロイトは言う。性倒錯は、心的発達過程の経過に取り込まれている。それはまさに、「子供の近親相姦的愛情の対象、そのエディプス・コンプレックスと関係がある」。エディプス・コンプレックスが消失した後も、性倒錯はリビドー的負荷を継承し、その負荷に結び付いた罪の意識に苦しめられたまま残る唯一のものである。

私は、叩かれる子供の幻想の発達について詳細には取り上げるつもりはない。私はただ、第一段階において、叩かれる子供は決して幻想の考案者ではないこと、また、叩かれる子供は、幻想の考案者によって叩かれる子供になるのでは決してなく、通常は娘にとっての父親である大人によって叩かれる子供になるのだということを指摘したい。フロイトによって提言された幻想の意味は、「父親が子どもを叩く……私が嫌っている子供を……」ということである。

第二段階では、父親によって叩かれる子供が幻想の考案者である。近親相姦的な快楽とその罰を凝縮したこの第二段階が、この帰結において最も重要で、かつ最も困難であるとフロイトは言う。しかしこの第二段階は決して現実的存在を持たず、再想起に属することもなく、分析による一つの構築物である。「第二段階の幻想は、一般に無意識的のままであり続ける」

私の仮説は、「境界性」機能の患者において、この幻想が不完全な形で抑圧されているということである。反復され、時には決まって行動化（たとえば重度の摂食障害や自己破壊行動）に移されるマゾヒズム的な状況においてこの幻想は反復的形式で再出現する。

すべての症例において、治療の進展において現れることは、抑圧によってはるかにより無名化された幻想の第三段階への移行が不可能であることである。実際、この第三段階は、罪責感の緩和と、興奮のみならず幻想と関連した快楽の開放を可能にする。

この抑圧の欠如は、フロイトによって一九二四年に道徳的マゾヒズムについての『マゾヒズムの経済論的問題』の中で展開されている。道徳的マゾヒズムの性との関係は厳密ではない。他の場合（性愛的マゾヒズム、女性マゾヒズム）では、マゾヒズムの苦痛が愛される者を前提とするのに対して、道徳的マゾヒズムでは苦痛自体が重要であるのでこの条件が満たされない。したがって道徳的マゾヒズムにおいて我々は、性の自己愛的運命と直面しているのである。「問題となる人たちは、過度に道徳的に抑制されている印象を与えるが、道徳の無意識的な延長と道徳的マゾヒズムとの違いは、後者が親の権威による懲罰を強く求める自我に固有のマゾヒズムに関わっていることであるとフロイトは記している。ところで、「父親に叩かれたいという欲望は、父親と受身的な性的関係をもちたいという欲望に近いこと、前者は後者の退行的な変形に過ぎないことを我々は知っている」、「もし我々が道徳的マゾヒズムの内容にこの説明を加えれば、その隠された意味が我々に明らかとなる。良心と道徳は、エディプス・コンプレックスが克服され、脱性愛化された結果として現れる。道徳的マゾヒズムによって、道徳は再性愛化され、エディプス・コンプレックスは復活され、道徳からエディプス・コンプレックスへの退行的な経路が切り開かれる」(8)とフロイトは考想を続ける。

こうして道徳的な良心の多くの部分が、他方で、「罪」を犯す誘惑を起こすマゾヒズムのために失われるが、その罪は、親の強大な権威という運命の懲罰によって償われるはずのものである。

この構成を通して私は、道徳と超自我の外面的な特徴が道徳的マゾヒズムにおいて維持されていることをとりわけ強調したいが、それは、当然境界性機能様式を特徴づける内在化機制の弱さと遭遇することとなる。私が先に発表したように、そのことは、欲動の両価性の治療困難性、憎悪の統合困難性という仮説を明らかに補強しているのである。

その思弁的特徴から異論の余地があるように思われるこれらの話題の後で私は、先に表明していたように、陰性治療反応によって特徴付けられた治療の契機について言及してみたい。フロイトは（これも一九二四年に）陰性治療反応は道徳的マゾヒズムの疑う余地なく病的な極端な形式であると述べている。

陰性治療反応

私は理論と臨床の考察を通じて、境界性機能様式の治療においてしばしば起こると考えられ、陰性治療反応という用語で定義される困難な治療における特徴的契機において心的苦痛がいかなる場を占めるのかという疑問を提起したい。そのことは、すべての「陽性の」運動と同様に分析による利益は、患者にとっては耐え難いとまず考え、犠牲やマゾヒズムの問題を参照することによって、理解することが可能となる。陰性治療反応は、分析過程の産物として分析されて理解されることが可能であるが、それは転移性文脈の中で起こりそこでは分析治療の再考によって治療的次元が分析家に強く求められるのである。

分析が進展し、分析者は徐々に調子が悪くなっていき、分析家の作業に否定的に反応する時に一致して、分析は、治療行為を治療的命令にしたがわせると同時に分析家にその治療行為を問い直すことを余儀なくさせる。苦痛に訴えることは、そうした状況の中で分析家にも分析者にとっても、ひとつの独特の位置と機能を占め、その訴えが引き起こす思考の動きを麻痺させる茫然自失の中で分析過程をいわば阻害してしまうのである。

不快、すなわちマゾヒズム的な快に関連した苦悩と、そして快原則もマゾヒズムさえもまったく引き受けることのできない苦痛とを区別することが必要であると思われる。快・不快原理の彼岸で生じる苦痛は、結局のところ、様々な結合活動を麻痺させる感情の暴発や過剰な興奮によって決定された「内的出血」[4]と結びついた苦痛ではないだろうか。過剰な興奮は、とりわけ分析によって解放され、転移によって動員される対象性備給の突然の出現と関連しており、それは、耐え難い自己愛性の喪失、空虚、穴をもたらすことになるであろう。

レアの分析(1)のいくつかの契機を以下に提示することを通して、私はこの問題にアプローチしたいが、それは苦痛の出現を、陰性治療反応に関与する時に治療の未来に対して憂慮すべきであると同時に重大な契機である転移の効果として考察することによるのである。

彼女は三十歳であったが、太った小娘のような外観で、ぎこちなく、体型の崩れた身体ではち切れそうで、ぼやけた生彩に乏しい服装で包まれていた。レアはそれでも結婚しており、二人の子供の母親であった。彼女は自分には将来がないと思い、自分の人生が、「至るところで」消え去っていた。彼女は虐待する夫と別れることを決意し、痛ましい考えと関連した悪性の不安から自由になりたかった。彼女は、「悪い母親」であることを恐れていたのだ。

思春期の頃、彼女は精神療法を試み、そのおかげで大学入学資格試験に合格し、結婚することもできたと彼女は言う。現在、潜在していた抑うつの中ですべてが破綻した。大学時代、彼女はもはや試験に通ることができなかった。彼女の夫婦関係は、身体的暴力と言葉による暴力で崩壊していった。二度の出産は、彼女を満たすはずであったが、二人目の娘が生まれてからは、彼女は陰うつで希望のない日常に引きずり込まれ、その煩わしさをアルコールで振り払おうとした。

幼少時から自分は不幸であったと私に言う。長女であったが、彼女は母親を満足させなかったと思っていたが、その母親は、早々に何度も妊娠をして、あからさまに三人の男の子の誕生を喜んだ。そしてその三人の弟たちは、強くて元気で、彼らの欲望の活力と成功の輝きによってすべての場所を占めていた。

レアは、この男たちの群れのなかで当惑しつつ、不在がちで、刺激的な父親に執着していたが、その父親は誘惑的で官能的な妻に嫉妬深く守られていた。しかしながら父親は娘の不幸に十分に注意を向けることができたはずであり、極限の状況から彼女を救い出しに来て、全面的に彼女を養うことを受け入れることが出来たかもしれない。

レアは非常に定期的に面接に訪れた。彼女はセッションを不動の指標として、果てしない訴えの空間として利用していた。彼女の話は単調であったかもしれない。日々の生活の情景と、子供時代のいくつかの思い出と、まれにみる夢を、同様に単調な調子でまくしたてていた。寝椅子に横たわるや否や、彼女はハイパーリアリズムすれすれの細かい報告のためのセッションに流れ込み、四十五分たつと自ら打ち切って、次の回に話の続きを始めるのだった。

興味深いことに、彼女は私を悩ませなかったが、それはおそらく彼女の繰り返す話が、心像の唐突な出現によって一定の規則をもって穴が開けられていたからである。その心象の露骨さと視覚的具象性が、ほとんど幻覚的な過剰さで彼女の人生のみすぼらしい現実を意味することになったのである。レアは自分の悲惨な日常に非常に執着しているようであった。私が彼女の話に大いに注意を払っていたのは、私にとっての操作が思考の指標を構成することなど全く考えず、彼女が自分に与えようとし、また私にみせようとする内的世界の表象に、彼女の話が象形的な素材を提供しているようにみえた限りにおいてであった。彼女のみる夢は、確かに、薄暗く、騙され、泥だらけの貧窮にあえぐ生活の現実の心像で明らかにされており、日々の悲しくうっとうしい暗闇の中に消えると私に語っていたように、レアはそこに埋没していた。

この海緑色の世界を超えて、彼女はうっかりしてであるかのように、素早く消してしまった小さくほのかな光を漏らした。そのことは、レアが必死にその輝きを曇らせている宝石が彼女の中に隠されていることを私に考えさせた。父親が就いていた高位の職種の結果としての家族の輝かしい生活を彼女はひそかに打ち明けた。（私に宝物の存在として明かされた）クリスタル製品や磁器、銀食器で満たされ、地下室にしまわれた結婚の衣類の大型トランク類を守るために彼女は母親と争った。盗まれることが心配で、彼女は父親から贈られた宝石類を（時折のセッション以外は）身にまとうことを拒んだ。

世に認められない、あるいは仮面をつけられたお姫様として、彼女は夢のないシンデレラを私に思い起こさせた。分析によっていつの日か彼女が自身の最奥底部にしまい込んでいる可能な限りすべてのものを認識することが可能となり、ついにはそれらを外に出して楽しむことができるようにならないかと自問していた。けれども母親については、彼女は語ることを望まなかった。

何年かが経つにつれ、レアが彼女と私という単位と外部との間に、広範な被害的投影で絶えず補強された分離の障壁を作る一方、私がレアにとって固有の存在とはなっていないこと、いわば私を彼女の中に封入していることに私は十分気付いていた。その証拠として、考えたり解釈したりするために彼女が私に残した場所はほとんどなかったし、まれに介入すると即座に彼女は反応した。その介入は、時に症状の、とりわけ身体症状の一時的消失を引き起こした。言葉の魔術だろうか。それはおそらくは違う。彼女と私とのあらゆる区別を消し去るために、私の言葉を、それらを自分のものにしようとして、レアは体内化したのだと私は考える。私が彼女に対して何らかの効果を及ぼし得るという問題ではなかった。いかなる作用も私に返ってくることはなかった。彼女がその独白、すなわち完全な休止も、小休止も、延音記号もない長い展開のその苦痛話を続けられるように、私は動かず、無言で、いないも同然の存在でいなければならなかった。

彼女の現実への訴えの強さと固執、過度の外在化傾向に気づいて、彼女における内と外の執着的な境界設定や境界に対する極度の備給は、フェダーン[3]（Federn）の用語を再び用いるなら、「自我境界」を防御するために、危険な対象を外に追いやり、現実を利用することで、内的な解体の脅威を未然に防ぐために不可欠な様々な防衛を整備することを物語っているのではないだろうかと自問した。またさらに、ドイチュ[2]（H. Deutsch）によって「かのような」（as if）パーソナリティにおいて描かれたのと類似の機能様式の様態が問題となったが、レアはおそらく内的空間の空虚さを埋め合わせるために現実を利用していた。彼女はいわば、自身の心的光景を、「存在していると感じるための演出家[15]」を、外部に見出していたのである。

転移の確立の特性に関して、それらの特性は、ケステンベルク[14]（E. Kestemberg）が考察したように、私に対象とのフェティシズム的関係を強く想起させた。すなわちその関係は、対象を包含しはするが、その対象は、区別されたものとして表象されることも造形化されることのない自体愛的な態勢である。つまりは、フェティシズム的関係は、主体による対象の主体の外への放逐を表すが、「主体から区別されていない対象」も表すのである。「外部における対象の存在は主体固有の存在をも表すことになるからである」。このフェティシズム的対象は、主体の鏡像ではなく外部の複製であり、それは主体にその存在と理想性を確認することを可能にする。この限りにおいて、外部に放逐され投げ捨てられた対象が、主体の自己愛的保証として現れるのである。

レアにおいて、フェティシズム的関係が占めている転移性様式が築かれたことは、私の不動性、後に理解することになるが彼女にとって不可欠であった不動性に関連するように思われた。なぜなら私に由来するすべての運動を徹底的に放逐すること、またそれによって、彼女にとっての私の存在、とりわけ生きた私の存在のあらゆる効果を否定することを確かめるために彼女は私のもとに通ったからである。

死せる母（私はA・グリーン[12]によって分析されたコンプレックスに準拠するが）それこそ、まさに、私がそうならなければいけない存在であった。訴えや要求に耳を貸さない母親、多忙で黙っている母親である。

それでも変化はあった。レアは鞭《むち》でおどす父親である夫と別れ、試験に合格して大学最終卒業証書を取得し、女中部屋を出て広くて快適なアパートに移ったのであったが、それらすべては失格という永続的運動そのものにおいて詳述された。

私は不意に彼女が変化したことに気づいた。彼女を数年来包み込んでいた婦人服とバッグから抜け出して、私はある日、化粧をしてお洒落《しゃれ》した若くて細身の美しい女性を発見した。要するに一つの徹底的な変化である。私は幸運にもこの変異をみた。というのは、もし私がレアへの視線をすべて控えていて、彼女の話を聴くことに満足していたら、私は彼女の語りに宿っていた絶対的な絶望に没入していたであろう。あらゆる変化を認めることに対して、完全に陰うつな砂漠の世界に不可欠な不動主義を問題視することになる動きのあらゆる徴候に対して、激しい嫌悪を示しながら、セッションを重ねるごとに、彼女の語りは、衰えていった。

私との関係の痕跡が、レアに風変わりな影響を与え始めた。本質的にはますます強くなる様々な感覚に織り成されて、引き続いて起こった陰性治療反応の（私は後になってその兆しだったと思ったのであるが）前ぶれとなるものを作りだした。レアは私の香水をいたるところで感じ、セッションでは、はさみの音が聞こえるので、私が裁縫仕事に没頭していると確信していると彼女は言った。寝椅子の上では、彼女は激しい尿意頻迫におそわれ、それを彼女は自宅に帰る道すがらずっと抑えていた。生きた私という存在の感覚的な（しかも官能的な）刻印は、分析の枠組みと結びつく不可視性がまるで別の感覚的様態に対する過剰備給を引き起こしたかのように、あらゆる視覚的なものの干渉を退けたのである。陰性治療反応は、分析の陽性となる可能性のある効果に関して明らかに意味のある文脈において作り出されることになるだろう。三十五歳でレアは資格に見合った仕事をみつけ、父親に養われることをやめて、恋人を手に入れた。

分析において、彼女は極端な陰性のものの体系に悲劇的な形で飲み込まれ、生きることも存在することもできないと感じていた。レアは、驚くほどの暴力性で訴えを誇張した。彼女の苦痛は、自分の体と心を砕く巨大な石のように、セッションの時間と空間に大々的に侵入し、激しくて収まりきらないほどの苦痛の重さしか残さなかった。レアの悲嘆は、彼女が常々、自分が無価値で、そのため決定的に失敗したと語っていた外的生活に向かうのみならず、彼女が迷い込んだ袋小路と、彼女にとって何の慰めにも何の癒しにもならないと分析の無力さを告発して、分析をも攻撃した。分析は、その他のものと同様に、他人には良いものであるかもしれないが、彼女には、彼女を雇ったすべての会社のように、何の利益も引き出すことができなかった。

そしてレアは、決まって激しく、自殺することをほのめかし、彼女の死ぬための計画がセッションのすべてを占めた。というのは他に解決策がないからだと彼女は言った。分析の失敗は、いつかは変わるのだというすべての希望を奪い去り、もはや何もすべきことがなかった。レアの心的不動主義はほとんど極期にあった。もはや夢も連想もなく、いかなる思考作業もないが、うずくような嘆き節は続き、そこで彼女は、いかなる表象とも結びつきえない耐え難い苦痛を語っていた。純粋な体験、いわば、彼女の苦痛がどんよりと詰まった塊が、文字通り寝椅子に彼女を釘付けにしていた。

これまでその転覆が抑えられてきた転移性の様々な運動は過剰な興奮を形成したように思われ、レアにおいてその作用を阻止し、それどころか凍結することが緊急であった。苦痛にすがることは、このように心的無気力に達する手段を提供することができたのであるが、それはA・グリーン[13]が定義したような「脱対象化」効果の探求において、死の欲動の賦活化によって支えられているのである。

陰性治療反応において、この脱対象化の探求、分析過程によって織り成された対象との関係を取り消そうとする努力を我々は認めないだろうか。いや、フロイトは当初[6]、陰性治療反応をエディプス的罪責感とマゾヒズムに結びつけるとしても、一九三七年[11]にはそれを死の欲動と関連づける。過剰な罪責感の彼岸で、確固として陰性治療反応の基盤を成しているのは、自己愛的で反対象的な問題性なのである。実際のところ問題点は、分析関係が「不毛のままであり続けること」、分析家と分析者とに共通した作業であることを立証する現実的に把握できる産物が存在しないことである。分析過程は、「あらゆる外的変化が、二人のパートナー間の実効的な関係の可視的徴候として現れるということによって」生産的とみなすことができる。陰性治療反応は、分析家への憎悪に満ちた攻撃を構成するのではなく、むしろ陽性の効果を全面的に拒絶することによって分析関係を打ち消そうとする試みである。したがってそれは、明らかに起こった変化であるが、誘惑幻想が引き起こす過剰な興奮によって耐えがたいものとなり、それらの幻想と関連した内的な運動に背く変化でもあり、それらの変化を根絶する手続きなのである。それは成功を前にした挫折と同様である。

　行動と熱情、陰性治療反応が立ち戻るのは、まさにこの対立する対概念である。それは他者の言葉と関連した感動によって引き起こされた変化の効果としての、不可避的な誘惑行動に対してではないにしても、分析家のどのような行動に対する反応であろうか。その他者の言葉は、特異な幻想的なものを動員し、その近親相姦的で自己愛的な次元は様々な退行的な場に激しく撤退していくことを余儀なくするのである。これら退行的な場は、悪い母親の一定の像をプシケの内部に欠かさずに維持することによって、フェティシズム的関係を復権させ、この立ち退《の》かない母性像と必然的に結びついた激しい心的苦痛を引き起こすという一時的な解決を与えるであろう。

　そこでは、この「意地悪さ」ということにおいて戯画的な母親のイマーゴという立ち退かない表象をほとんど倒錯的に利用していることもあるのだろうが、それはこのフェティシズム的表象を改変する可能性のある転移性の運動から患者を守るために利用することもあるであろう。そうなると、なぜこれらの患者たちが、彼らの分析家に残酷なほどに密着するのかが理解できるし、この視点に立てば、そのしがみつきが維持されるのは彼らの状態の悪化とその悪化が引き起こす苦痛のおかげであると考えれば、この接近戦の必要性が把握できる。

　自己愛的体系の崩壊によって、「想像もつかない、言語を絶した純粋な体験」とポンタリス[16]が記す、苦痛という還元不能な経験を出現させる。

確かに苦痛は不快と区別される。なぜなら苦痛は境界への侵入を意味しており、それがもたらす対象性の断絶によって、それはきわめて自己愛的な形で現れるからである。苦痛の興奮との関係は、苦痛の還元不能性と同時に一八九五年以降フロイトによって確立される。

後に、『制止、症状、不安』[10]において、身体的および心的苦痛を示す言葉が同一であることが主張される。そこでは、量的なもの、保護装置の抗し難い割れ目、その噴出の侵襲的な特徴に対する強調が見てとれる。

しかし一九二六年に、苦痛の問題はフロイトによってより正確な用語で取り上げられる。フロイトは、対象との分離の効果について考察し、とりわけ、一度そのような経験による必然的に苦痛に満ちた特徴が定位された場合に、不安と異なった様々な反応を引き起こすもの、すなわち喪あるいは苦痛について自問するのである。こうして苦痛と対象喪失の関係が問題となる。

心的外傷はまず、乳児が母親の不在を理解することも、説明することもできないことと関係する。不安の出現は、「対象知覚の喪失によって決定付けられ、対象の現実的喪失として体験される」。

引き続いて、反復される満足体験によって母親という対象が形成されたが、その対象は、「欲求が生じた場合に強度の備給を受け、『思慕的』と呼び得るのである」。フロイトが苦痛を関連付けるのは、この状態に対してである。この状態の並外れた強度の結果、興奮が興奮防壁の柵を越え、いかなる活動もこの状態を終わらせることなく、絶えず持続する時、苦痛が起こるのである。

「思慕における」不在対象に対する過剰備給は、絶えず増大するために、癒しがたい興奮状態を構成し、その結果、心的苦痛の経済論的条件は身体的苦痛を引き起こす条件と同じとなるであろう。この点が本質的である。「身体的苦痛の心的苦痛への移行は、自己愛性備給の対象備給への変換と対応する。対象表象は、欲求によって大いに備給されるため、興奮の増大によって備給された身体的場の役割を果たす[10]」

心的悲嘆状態は、（興奮性の）備給の流出を止めることが不可能なことによって生じ、その備給の流出は永続的に持続するため、不安や不快を越えた還元不能な効果、すなわち「備給とこれらの過程が実現する結合の関連が高いレベルにあること」によって引き起こされる苦痛という結果を生じるのである。

フロイトによって提示された苦痛と「思慕における」対象喪失との間の関連は、そこに耐えがたい心的苦痛を引き起こす不在としての「穴」という帰結を見出す。分離された対象として分析家を認識することは、レアのようなある種の患者においては、極度の苦痛の体験を経由することになるであろう。これまで他者への欲望を否認して来た自己愛性の障壁が崩れ落ち、対象の欠如へのあらゆる現実の直面化に固有の心的悲嘆に場を開くことになる。たぶん少し論が拙速になるが、「思慕における」対象、すなわち不在の対象に備給する能力は、この備給およびそれが引き起こす興奮と関連した心的苦痛を経由することが不可避であるという見解を支持することができるだろう。その苦痛は、プシケの中にその痕跡を、その刻印を残し、結局その足跡を形成することになるであろう。

もちろん、苦痛の運命は多様でありうる。私はここでその二つの軌道について言及しよう。

一方は、反復強迫が苦痛を捉え、一つの自動的運動として暴走する。その時反復強迫は、死の欲動と一次性マゾヒズムの支配によって無対象的作業に導かれる。

他方は、苦痛に訴えることが、暴力とそれと結びつく興奮の制御において本質的な場を占める犠牲の意味を持つ。

ロゾラート(18)(G. Rosolato)によって提示された犠牲の分析は、「そばに居て離れない」、それゆえ横暴で支配的な母親的人物像によって課せられた償いという欲求を元々は発見したものであるが、この必要な償いは、それを課する破壊幻想の重要性を明らかにすることになる。

もし償いが常に現実に可能でないならば、それは「精神的な次元で」、とりわけ贖罪によって実現可能となる。つまり、自己に向けて反転された罰が、「自らを罰するために破壊にまで至る精神的次元の償いの万能的手段(18)」となる。

贖罪によって支えられる苦痛は、他者に対する愛の犠牲であるが、こう考えると、苦痛が当初断ち切ろうとした対象性の照準を取り戻すことができる。その時の苦悩の場所は、主体のものか他者のものかという帰属の問題がもはやまったく提起されない移行空間の等価物となる。

苦痛は、中間的な空間と時間の中に刻み込まれるが、身体とプシケという、触知可能で感覚可能な現実に対する逆説的な備給、と同時に象徴化の動きにおける意味の通路を可能にするのである。

分析において、他者の存在のもとで苦しむ能力が体験されるのであろうが、それは、対象の存在のもとで一人でいられる能力を構成するように私には思われる。その能力は、心的苦痛において、今・ここで高度の興奮を生きる能力であり、他者の存在にもかかわらず許容範囲の自己愛的な退却を伴い、当初他者が持っていた侵害や侵入の脅威から解き放たれるのである。それは、他者の存在のもとで孤独と不在を生きる能力であり、そのことによって思考とそれを動かす表象を再対象化するという照準において、幻想の中で不在のままで他者の存在を創造する能力も組み入れるのである。

終わりにあたり、レアの夢の話を以下に紹介しよう。その夢は私にとって陰性治療反応に対して彼女の救出を意味することになった。「私はセッションの後でこの前の夜にびっくりする夢をみたんです。それははっきりした夢でした。そんなことが私に起こるのは初めてです。私は砂漠のようなところにいましたが、けれどもそこはとても美しく静かな砂漠でした。私はテントの入り口にいます。早朝に違いないですが、すでに砂には輝くばかりの照り返しがあります。私はひとりで孤独だと強く感じて怖くなります……私はテントの内部の方に向くと、白い毛布の下には、横たわった人影があり、間違いなく一人の女性です。私は彼女のそばで眠らなければなりませんでした」。レアは付け加える。「その毛布の色と織り目は、この寝椅子のものと同じでした……」

文　献

（1）Chabert C. L'ombre de Narcisse : à propos de la réaction thérapeutique négative, *Revue Française de Psychanalyse*, 55, 2, pp.409-423, 1991.

（2）Deutsch H. Some forms of emotional disturbance and their relationship to schizophrenia, *Psychoanalytic Quaterly*, 11, pp.301-321, 1942.

（3）Federn P. *La psychologie du Moi et les psychoses* (1952), Paris, PUF, 1979.

（4）Freud S. Esquisse d'une psychologie scientifique (1895), in *Naissance de la psychanalyse*, pp.309-371, PUF, 1979.

（5）Freud S. Pulsions et destins des pulsions (1915), in *Métapsychologie*, pp.11-44, Paris, Gallimard, coll. 《Idées》, 1978.

（6）Freud S. Quelques types de caractère dégagés par le travail psychanalytique (1916), in *L'inquiétante étrangeté*, pp.139-170, Paris, Gallimard, 1985.

（7）Freud S. Un enfant est battu. Contribution à la connaissance des perversions sexuelles (1919), in *Névrose, psychose et perversion*, pp.219-243, Paris, PUF, 1981.

（8）Freud S. Le problème économique du masochisme (1924), in *Névrose, psychose et perversion*, pp.287-297, Paris, PUF, 1981.

（9）Freud S. La négation (1925), in *Résultats, idées, problèmes*, pp.135-141, Paris, PUF, 1985.

（10）Freud S. Angoisse, douleur et deuil (1926), in *Inhibition, symptôme et angoisse*, pp.98-102, PUF, 1978.

（11）Freud S. L'analyse avec fin et l'analyse sans fin (1937), in *Résultats, idées, problèmes*, pp.231-268, Paris, PUF, 1985.

（12）Green A. La mère morte (1980), in *Narcissisme de vie, narcissisme de mort*, pp.222-253, Paris, Édition de

Minuit, coll.《Critique》, 1983.

（13）Green A. Pulsion de mort, narcissisme négatif, fonction désobjectalisante (1984), in *La pulsion de mort*, pp.49-59, Paris, PUF, 1986.

（14）Kestemberg E. La relation fétichique à l'objet, *Revue Française de Psychanalyse*《Le fétiche》, 42, 2, pp.195-214, 1978.

（15）Pontalis J.-B. Naissance et reconnaissance de soi, in *Entre le rêve et la douleur*, pp.159-191, Paris, Gallimard, 1977.

（16）Pontalis J.-B. Sur la douleur psychique, in *Entre le rêve et la douleur*, pp.255-271, Paris, Gallimard, 1977.

（17）Pontalis J.-B. Perdre de vue (1987), in *Perdre de vue*, pp.275-298, Paris, Gallimard, 1988.

（18）Rosolato G. *Le Sacrifice*, Paris, PUF, 1987.

（19）Winnocott D. W. *Jeu et réalité, l'espace potentiel* (1971), Paris, Gallimard, 1975.

第六章

境界性患者、境界性状況

ジャン゠リュック・ドネ

I

ここで私は、境界例の臨床、あるいは、もっと広義には、神経症性ではない構造を正面から扱うつもりはない。私は、境界例の分析可能性とその限界の問題を直接的に提示もしないし、治療的状況の修正の問題も提示するつもりはない。何故ならそれらの修正は治療的状況を演繹的に可能な作業に適合させるために提案されたからである。

私は、分析的状況にとって、それらの整合性の限界を利用したり問題とする患者たちとの出会いが、どのようにして分析の種々のパラメーターの総体という概念に影響するのかをただ点描的に感知できるようにしたいのである。その分析実践の衝撃が、メタ心理学的省察を育むことによって、我々のパラダイムとなっている一つの状況の基礎を絶えず再考することになると考えようとするならば、それは、ある意味で精神分析の歴史と混同される問いなのである。この弁証法は、精神分析が潜在的に持つ力の拡大・深化という、決して空しくはない希望によってもたらされるのである。

ゆえに私は、境界性患者（patients limites）という表現を使用するのである。境界性患者たちは、しばしば分析的方法（それは、そこから真の分析者〔analysant〕を作り出すことになるのだが）に著しい親和性を示すと同時に、分析において驚くべき不適合を即座に示す可能性があることが明らかになる。それだけに、ますますこれらの患者の治療を導くことは複雑である。その予期せぬ決定的な問題点が、分析的状況を時には徹底的に再び問題にするのである。彼らの構造の異種性と機能様式の可変性は、枠組みの恒常性と分析行為の連続性がより必要となるように思われる一方で、断絶と不確実な再建という「境界性状況」(situations limites)（R・ルシヨン〔R. Roussillon〕）の経験を予見させるはずであることは明らかである。

どのようにしてウィニコットという人が、これらの挑戦に対する答を深く考察し、職業的態度の亀裂、すなわち原初的環境の機能不全を多分必然的にくり返すことになる分析家の避けがたい失敗に言及するに至ったかを我々は知っている。

ところで、ウィニコットが過度に図式的に、退行を必要とする症例と古典的症例を対置することを望むように思われる時、私は彼に従わないであろう。

部分的で、一過性でさえある境界性状況に関する共有された共通の体験は、徐々にこの二つの極を結び付け、そうすることで分析状況のメタ心理学に関するより複雑な全体的視点へと導いたと私には思われる。

Ⅱ

私はまず、分析的実践に固有の二つの基本前提を境界性患者が問題提起したことを指摘したい。

A・これらの基本前提の第一は、この分析という方法の行使、その方法に伴う行為、そして「治療」の結果との間の「本来的な」分離に関するものである。フロイトの化学の隠喩において、この方法が厳密に分析的であり続けるということは、分析家がそれを気にかけることなしに、より調和的な新たな総合（結合）が「他の場所」で起こることを想定している。治癒（あるいは期待される変化）は、「剰余」から生じるという有名な定式化が行為原則である。分析的実践の一貫性はこの方法の厳密な遵守から生じるが、その方法は、（それについて精神分析がもちろん結局のところ無視することができないであろうような）利得的効果を最大に保証することにもなり得るのである。

実際、ある神経症者の治療の間と後で、常に間接的なものであるが、分析的過程の結果として、精神分析家は患者の生活に生じる変化を知る必要はほとんどないというのが比較的普通なことである。しかしながらこの控え目な態度が症状となり得ること、そしてまた禁欲原則の古めかしい勧告によって一つの微妙な分裂が否定されることが見て取れる。この禁欲原則は、分析経過中の不測の重要な決断に対して、分析者に警戒を呼びかけていたのであった。実際のところこの勧告は、一つの危険（それは転移によるアクティング・アウトの危険であるが）の存在を認めていたのと同時に、そのような行為が、分析から、そして分析家から見落とされたことを意味していた。暗にこの勧告は、「後で」という時点、「もっと後」に、すなわち放出のための貯留という遅延の要件に関連していたのである。もしそれが今日時代遅れに我々に見えるとしたら、治療の期間がこの原則を適応できないものにしたからであるというばかりではない。何故なら、行為が「延期されること」（le différé）を支持できるものとし、潜在的に機能するものとするメタ心理学的に前提とされたものの重要性を測るように、境界性患者が我々を導いたからである。

したがって、方法と結果の間の相互支持の機能を分けて考えるという基本前提は、それが、機能している第一局所論（表象する無意識）と、本質的に抑圧によって構成されたセッションにおける心的偶発性に負っていたものを明らかにした。すなわち、結局その基本前提は、「治癒の欲求」が葛藤に含まれ、その解決を支持する場である神経症性・正常性の心的構造に負っていたものを明らかにしたのである。

このように（抑圧の解除と抑圧されたものの真の受容という）「本来の場所における」心的変化は、セッションの外で、患者の生活と開放された活動におけるいや増す自由によって遅れて表現される。よく検討してみると、分析的倫理にとってきわめて本質的なこの分離は、根本的規則を行使する試みに内在した意識された目的表象を留保することの巨視的様式であることが示される。この目的表象を潜在化することは、分析者において「事後性の時間性」に関する直感、すなわち意識により近い形での終わりの可能な表象、有限性そして目的性を前提とする。それはまた、「終わりのある治療」という時間的展望の心内的存在を含んでいるのである。

ところで境界性患者は、転移的経験に関する「時間性の障害」を呈することが多い。一方では、無意識の非時間性と際限のない一連のセッションとの間のあまりにも十全な出会いがある。それは、（分析家および分析状況を含めた）転移的関係から無力動的で反復的な「援助」を形成する誘惑なのである。他方では、反動的に、終わりを体験せず、喪の作業を行わないために、セッションを中断したり、離れたりする衝動的行為がみられるのである。終わりなき分析を考案したのは境界性患者たちである。そして終わりなき分析は、治療のこのむき出しの構造上の未完成を拒否するものである。

B・境界性患者によって再び問題にされた第二の基本前提は、分析的枠組みと過程との関連に関係がある。分析的状況の創出において当初から存在するものであるが、この基本前提は、（毎週同じ曜日に、同じ時刻で、同じ長さの分析セッションという）枠組みの「不変性」を、分析過程の了解可能な「流動性」に結び付ける「実験的論拠」の前提なのである。それは、一つの特権的空間・時間、すなわちセッション中とセッション外の間の境界線として定義された枠組みについての最初の理論を含んでいる。この枠組みに守られて、根本的規則は、それがこの非対称のカップル（分析家と分析者）に与える相互的な権利と義務を通して、特殊な意味付けの機会を提供する。この枠組みの区別する機能は、したがって患者および分析家の間でも働き、枠組みは、一つの障壁あるいは第三の審級の実体化として現れる。

ここでも、枠組みの機能性は、神経症患者がその枠組みを、暗黙のやり方で、それどころか無意識的やり方で利用するだけになおさら明白に見えると指摘することができる。ある意味では、過程が枠組みを支持することが、どのように静寂で沈黙に満ちた相互支持の否認に基づいていたかを、欠如することによって明らかにしたのは境界性患者たちである。分析的状況によって創始された力の場における彼らの逆説的反動は、外と内の間の関係の経済論と力学をより複雑なやり方で考えるように我々を導いたのである。

これらの患者に関して、我々はしばしば、一つの二者択一の前にいる。一方は、セッションの世界が外界から「隔絶している」（clivé）ように思われ、そしてこの仕切りの「防水性」（étanchéité）が、表象の生き生きした流れの貧困と相関しているように思われる。こう考えると我々は、セッションが外的生活から受け取り、受容することができるはずのものを、夢の作業が日中の光景によって育まれるのと同じように見積もることができる。もう一方は、境界線の欠如が、転移の「現実」を通して内界と外界を混同させるに至る。分析家は、あたかも自分の立場の維持が十分構造化する射程を持っていたかのように振る舞うとしたら、それらに対する通常の指標付けや、発話行為に向けられた解釈活動で満足することはできないであろう。「分析的空間の構築」〔ヴィデルマン〔Viderman〕〕が幸運な出会いの剰余の効果でない時には、その構築について再考することが必要と思われる。

ここで提起された主要な問題の一つは、分析的オーケストレーションによって提案され要求される機能における分裂と、境界性患者がもたらす否認の重圧を伴う、彼らの心的現象に固有の構造的分裂との共謀の問題である。この共謀は、この二つの分裂を表現しているいくつかの現象を気付かれないか取るに足らないものにする。究極的に、分析的状況は、「否認による共同体」の設立に好都合であることが明らかとなり得るのである。

言い換えれば、枠組みは、それに対して治療過程の運動を切り取ることが可能な一定で中立的な背景として機能する代わりに、枠組みは、過程の力学を犠牲にして心的機能様式の分裂した「いくつかの部分」を含み得るということである。

この枠組みの関わりが構造的であることが明らかになるとすぐに[1]、それは、枠組みと過程の間の種々の関連という概念の複雑化、より一般的には枠組みの理論化に訴えることとなる。分析家によって枠組みおよびその機能についてもたらされた関心をよく表す指標は、「臨床的レッテル付け」（les vignettes cliniques）が、「枠組みに関する偶発的出来事」（incident de cadre）と関係ある並外れた頻度であることを私は強調したいだけである。いずれにしろ、臨床における二者択一は以下のように提示される。一方では、その偶発的出来事は半外傷的に働くが、その出来事が動員する過程において解釈によって統合される。他方では、その出来事が外傷的に働き、枠組みを再定義あるいは修正しようとする分析家の反応が時に必要とされるのだが、そこで問題視されるのが、解釈の射程および立場自体である。そのような介入は、それが唯一で、的を射たものである場合においてのみ「第三の畝《うね》を作る」(tiercéisant) 様式で意味を持つのである。フロイトのイメージに従い有効な用語を決定することにならえば、それはライオンの跳躍のようである。施されたスカンシオン (scansion) の回転ドア的疎外の破滅的効果について我々は知っている。

C. 私が主張した、境界性患者によって問題提起された二つの基本前提は、分析的状況の時間性と場所に関連する。枠組みの境界を引く機能としての分析という方法の相対的自律は、神経症患者によって理解され利用されることはまったく自然なことであるが、神経症患者においては、(特に空間と時間のカテゴリーに関連した過程のように) 安定した二次過程が、一次過程の置き換えとセッションにおける退行にみられる関係解除を支えているからである。

結局、境界性患者において、自らの境界に関する不確実さが枠組みに対する備給と分析という方法の使用に影響することは驚くべきことではない。

転移の現実化・外在化は、内的な場所の動揺が分析的であろうとする状況の動揺に拡張していくということを引き起こすのである。

しかしながら、この分析創設者の二つの基本前提に関して問題提起することは、すべての治療が、確立された標識の解体によってばかりでなく全体的な慣例化によって脅かされているという意味において、広範囲の有効な射程を持っている。ある意味で境界性状況の経験は、分析的冒険を存続させ、規定通りの違反や準備された驚愕などからなる逆説を際限なく練り上げることに寄与するのである。

究極的には、すべての患者は、潜在的に境界性患者であり、その点から制度化された精神分析の領域と、不可避的にその領域を定義し組織化する様々な規約のことを理解しようとするならば、患者は分析という体制の種々の境界にいるのである。

この問いは実践と理論の一貫性を想定しておらず、そこから整合性の境界と境界の整合性が展開するのである。

したがって、予備的な面接によって分析に対する資格を与えられるこれらの困難な患者たちと分析的状況との出会いに注意深く専心しなければならない。その出会いは、防衛的逃避以上の不適合を表す急な中断の頻度が物語るように、実際とりわけ不確実なものである。それはまた、要求の顕在と潜伏の間のずれという潜在的な意味も持たない誤解の形成にさらされるのである。その危険とは表面的適応に覆われて、不安定な状況、「初めから終わりのない治療」（M・ネイロー〔M. Neyraut〕）が構造化され、永続することである。

したがって、境界性（あるいはそう推定される）患者に関しては、その患者が分析的状況に入り込む様式や、彼が分析的状況を構成する各々のものに備給する様式に注意を払わなければならない。もちろん、これらの備給様式の無意識的な転移性の意味は、事後的にしか接近可能ではない。しかしながらこの事後性は、患者がすでにその時点で見出し、我が物とすることによって、初めから独特な形態を与えているものの全体について、整合性のある分かりやすい構造化をして見ることを前提とする。

患者にとって、この全体の一部が全く理解されなかったら、そして見分けのつかない想像もつかない領域に出会うなら、この出会いは「偽り」の状況に到るのである。分析的オーケストレーションの内容が、それを機能的にする展延性（malleabilité）を失うことによって鋳型あるいは穴の開いた大鍋になってしまうであろう。

これらの不測の事態や危険は、「治療開始時」の複雑な接近を要請する。すなわちその接近は、出会いにおいて「すでにあること」すべての偶発性とそれに関して患者が作り出していることを同時に考慮することを前提とする。この偶発性は、境界性患者において、十分に非人格化されていない超自我と精神分析の属性に対して全く疎外的に働く理想化の誘惑に（投影を支持するために）出会うことによって、際立ったものとなる危険がある。以上のことから、提供されたもの（そしてもちろん、その提供は拒否されたものも含むが）を十分に主体化して利用することを考慮し、可能な限り促進するという関心が生まれる。私がここに「発見され・創造された」というウィニコット的志向を見出すのをお分かりになるだろう。

分析的状況について語る時我々は、慣例では分析活動を、分析的状況が展開する場面とその状況の基礎となるオーケストレーションからほとんど切り離さないということが指摘できる。境界性患者とこの状況を築くことの特殊な問題点を総括すると、分析的場と分析ができる状況の区別を行うことがとりわけ当を得たものと私には思われる[2]。

1．分析的場（le site analytique）は、潜在的に、そして多様だが形態をなすように定められた様式に従って、分析的オーケストレーションの一部をなす諸要素全体を含む。

枠組み、装置、方法の間の機能する、あるいは「あまり機能しない」補完性を形成する相互依存があることを我々は垣間見た。ある意味で、そこに（分析され、逆転移を扱える）機能する対象としての分析家、（理論を潜在化する能力を伴った）分析家の準拠理論、分析内の領域の断片（スーパービジョンの構造的場としての組織）、そして精神分析に関する多かれ少なかれイデオロギー化された社会文化的表象も含めることは避けられない。

おのおのの治療を実行することは、（しかじかの流派の分析家にしかじかの患者が多くのセッションを行う等の）一つの分析的場の実現を意味する。

2．分析ができる状況（la situation analysante）は、患者と分析的場の間で十分に上手くいった一つの出会いの成果である。その状況は、分析的場の持つポテンシャルの最低限で調和的な取り込みを前提とする。

境界性患者によって提起される問題は、この分析的場に対する混乱した折衷主義的な備給の形をしばしば取るのである。その結果、分析ができる状況は、欠落があり、不安定で、分析ができる状況がその形成のまさに条件になっている分析過程の軌道を部分的に欠いているままなのである。

Ⅲ

境界性患者は、境界性状況の経験を通して、分析的状況から「決定されるもの」（les attendus）の型を少しずつ変えた。枠組みに関する偶発的出来事は、その枠組みを構成する多様な要素の機能的曖昧さを露にし、拡大した。この曖昧さは、私はそう考えるのだが、意識的にせよ無意識的にせよ分析的場の利用の仕方に関しての、起こり得る意味とその意味の差止めに影響することによって、この分析的場を定義するものの全体に広がるのである。

境界性状況の最も直接的で即時的な反響は、分析的機能の逆転移的基盤に関係する。少し離れて見ると、その反響は理論化しようとする思考への影響によって表現される。たとえば、フロイトにおける一九二〇年代のメタ心理学的修正は、（抵抗の発見に対置される）自我の無意識的抵抗、処罰欲求、陰性治療反応、否認・分裂等の分析実践において遭遇した障害に対する推敲の試みである。しかしながらこれらの修正は、それ自体で技法上の「解答」とはならず、むしろ境界にまつわる問いを形成するのである。(原注1) これらメタ心理学的修正はそれでもやはり分析実践に「浸透する」ことになり、分析家において（そして場合によっては患者において）働く複雑な過程を支える理論的枠組みを分析的場が含んでいることを物語るのである。

分析的状況の潜在的能力に関して、境界性状況の経験とメタ心理学的考想を通したこの二重の浸透を説明することは容易なことではない。ある点で分析におけるレッテルづけの表明は逆説的である。分析状況という概念の全面的修正(原注2)を客観化する試みが重要であるのに、それらのレッテルは、個々の分析家のやり方を表してしまうからである。

1．最初の指摘は枠組みに関するものである。セッションの枠付けられた際限のない反復の整合性は何であるのか。当初、転移に内在する反復が、そこからその力学「転移の力学」を形成する象徴化する価値を持つ差異や移動を生じさせるために、この反復はすでに当然のものとして認められているように思われ

(原注1) ある種の理論化は、ありのままに実践的適応にまで延長されるように思われるにもかかわらず、理論と実践の乖離を消し去る危険がある。

(原注2) 諸理論の多元性を考慮し、それを理想的に乗り越える修正。

た。すなわちセッションの反復は、事後性の効果に「奉仕する」ものとしてある。こうして転移の行動化が、一九一四年（『想起、反復、反芻処理』の中で）決定的な経験として記述される。ところが一九二〇年には、その「望まざる忠実性」は転移の行動化に「悪魔的」様相を与えることになるのである。そこから死の欲動の反復に没頭する反復強迫の仮説が生まれる。その最も直接的な反響は、セッションにおいて作動する反復が「危険な」使命を持つことを公式に認めることである。実践的次元においては、それが分析家の心に存在するただ一つの事象ではない。それは、分析的状況が、（万が一の場合）「表象強迫」に転換させることについて、この不測の事態の解決において一つの役割を果たすようにすることも伴うのである。この文脈において、際限のない連鎖のセッションの反復機能が問題となる。その機能が、無力動的、それどころか退化的状況の構造化にひそかに寄与し、死の欲動に奉仕するという危険が存在するのである。それが、枠組みから生まれる影の例であり、その影に対して分析家は注意をすることが要求される。(原注3)この危険によって認められる脅威は、直感的あるいははっきりとしたやり方で、状況に関する他のパラメーターの内少なくとも一つの変更を要請するが、その変更は全体の再構築を実現するのである。それはたとえば、より支持された解釈の存在であり、その価値は、聴覚的満足ばかりでなく、対象の声を聴く快楽の価値にもなり得るのである。

私は、単なる聴覚的満足ではない快原理の問題を、このように見出すのである。それは心的現実の体験の対象であり、抑圧の好都合な修正を支持するのに適した対象なのである。

快原理から、対象がその役割を果たした欲動の錯綜を伴う個体発生経験を確立するという一九二四年の再公式化（『マゾヒズムの経済的問題』）は、そのような原理の（再）確立が分析的状況の課題であり得ることを示している。重要なのは、次第に消えゆくことに、それどころか心内的破壊に脅かされているあらゆる種類の表象に、新たな結び付きを紡ぐために十分な存続期間を獲得することを可能にさせることである。

たぶんそれは、エロスの庇護が形成された後の教育という明らかに少し退行的なフロイトの考えが持ち得る最も深い意味である。

２．枠組み（そして装置）に関する他の例を挙げよう。枠組みに関する偶発的出来事は、とりわけ分析家にその責任がある時、外傷的価値を帯び得る。私はここで、確かに熟考され、よく考え抜かれているが、『狼男』の分析に終止符を打つことになるフロイトの行動化のことを考えているのである。我々の「境界性患者」の最初の症例の防衛における反外傷的特徴をどうして取り上げないのであろうか。すなわち分裂があり、それによって彼自身の一部は、「催眠下においてしか通常見出せない清明さで」分析に貢献するために分析に従ったのに対して、彼の他の一部は喪失の否認の中に位置付けられたのであるが、後の彼の告白は分析的状況の「防水性」をよく物語っているのである。

分析的状況における去勢の脅威が過去の加工の失敗を反復しないために、フロイトがどのような道具を用いたのかという疑問が残されたままである。

いずれにしろ、信号としての不安・外傷的不安の対置により、フロイトの不安理論（『制止、症状、不

（原注3）ラカンによって施されたスカンシオンは、いくつかの点で、この問題提起に対する一つの答として与えられた。侵略者に同一化する形の間抜けな人に対する答。反復の悪魔のイメージをした悪魔を自らに作ったのはこの分析家である。

安』）の再導入は、幼児の悲嘆や、戦争神経症の病像ばかりでなく、分析的状況と偶発的に外傷的となるその現実化に対しても立ち帰らせるのである。分析過程におけるいくつかの脱象徴化の時期は、分析的過程の統合的部分を担っていることが明らかになるのである。それらは「悪性の」退行の脅威と、それが含む予見を伴うが、その予見は「平等に漂う注意」と結び付けることは困難なのである。

付随的なことではあるが、退行的行動化が生じた際に、転移関係において、またそれによって解釈的統合に賭けることが可能で、適切であるのか、あるいはその退行を、分析状況を構成する諸要素の一つの機能的変化を通して、分析状況の「深部」における不適合を示すものとして見なすべきか、を識別するという問題がしばしば生じるのである。

寝椅子の上で、明らかに半ばめまいを起こすようで、自分にひどく脅威となるアクロバティックな活動のように自由連想と格闘するように見えた一人の女性境界性患者についても同様である。同時に彼女は、精神分析家のささいな動作を（たとえばディーバに対する観客の咳のように）耐え難い侵襲として感じると語った。精神分析家は、完全な無動というこの横暴な要求に、動きを発散させるという軽い傾向で反応せずにはいられなかったことが明らかになる。このような非常に複雑な状況は、分析家の無動がどの点まで枠組みの一部を形成するのかを定義することが不可能であるだけにますます解釈の試みが要請されるように思われる。しかしながらこの解釈の試みは、それが解釈の提供や練り上げの開始よりも、分析者による、枠組みの支配の拒否や投影の拒絶を示す危険があるだけにますます繊細な問題である。こうして、分析的状況の潜在的機能の内で最も貴重な解釈は、第三の畝を形成する特性に関してこれらの負担を負うことになるであろう。こういう状況において、分析家のニュアンスに富んだ勧めに引き続いて、二人の主役が対面の分析を再開することで負担から解放されることになるであろう。その時この患者は、見られている自分の姿を見ないことに耐えられないと分かり、そう語ることが出来たのであった。

他の例は、「その理由は何なの」という欠席したセッションの支払いに関するものである。幾人かの患者は、自らの意志と独立した理由から、彼らが欠席したセッションの額を支払う義務に遭遇する時、不当感情、それどころか反逆感情を表明することは確かに驚くべきことではない。そして転移の解釈が練り上げられる機会がほとんどない時に、以下のことを患者に指摘することは時には無駄なことではない。すなわち取り決めが正当であることを望むのではなく（いかなる取り決めも正当ではないであろう）、明確で適正であると望むこと、そしてその取り決めは、このような状況において、心的現実を掘りおこすという治療を犠牲にして協議しなければならないという厄介な事を二人の主役に免れさせるということを。

しかしながら境界性患者に関しては、まったく異なった問題が、まさに「原則」の手前で時折形作られる。分析の慣例を受諾した後でも、分析家の時間を使うという表象と他者における、そして他者にとっての不在という表象の間に何も結び付きを形成することができないために、欠席したセッションの支払いがいかなる事実上の意味も持たないということが明らかになることがある。この「不在の不在」の中にどのような鏡像の障害が、どのような象徴化の烈隙が問題になるのかを見て取ることができる。不在が示しうる価値は、子供の遁走の論理におけるように、意図的に欠席したセッションの際にのみ明らかになるであろう。

私は、これらのささやかな例によって、枠組みのいわゆる機能性に重くのしかかる若干の新たな不確実性を際立たすことを試みた。しかしながら問題なのは、枠組みを放棄することでも、（引きこもり、無応答、中立性、拒絶等の）境界性患者の神経症的構造に十全に出会うための分析的状況の諸要素の首尾一貫した全体をつなぐ否定化に関する特徴を引き出すことでもない。問題なのは、かくかくしかじかのパラメーターが時折機能不全となる反転の危険を考慮することである。

最初の例では、寝椅子・ソファという装置によってもたらされた「見ることの喪失」は、患者によって、（いわゆる精神分析によって理想化された文化的表象に由来する）より高い価値を与える属性として前意識的次元で備給されているのである。しかし、聞かれたこと（それは患者にとって望ましい帰結なのだが）に対する過備給は、（そこから新たな知覚を形成するためには、フロイトによれば思考の意識的生成を支える言葉の表象ではなく）つきまとう侵入となる分析家が立てる物音に向かうことになるのである。これは定義上は意味のある現象であるが、それについて主体化する意味を形成することは非常に疑わしく、「十分無動の」分析家とともに確かに疑わしいままであり続けるであろう。このような現象が意味を持つのは、確かにその強度ばかりでなく、出現の時期にも因っている。つまりそれは、症状がより良く輪郭づけられた過程的状況に入った時に当を得たものとなる。

しかしながら、枠組みの力学的容量を、そしてその容量が約束させ、期待することを可能にする事後性を当然のこととして当てにすることはできない。枠組みの第一の使命は、時間に一定の時間を与え、幻想に一定の動きを与えることによって、解釈が一定の時点に、当を得た時期に到来することを可能にするのに対して、時に「枠組み」（すなわち枠組みに結び付いた一つの現象）を解釈しなければならないことから矛盾が生まれるのである。

この患者とこの装置（実際は分析的場の複雑な全体）との出会いから生まれた現象に、厳密に一定の特徴を与えることはほとんどできない。他の文脈、他の時点では、この患者はたぶんこの装置を、より機能的に、さもなければ機能不全的に、この装置の別の使い方をしたであろう。たとえば、見えるものや、さらには見ることの禁止に過剰備給することによって。

したがってこの出会いはすぐれて弁証法的で、あらゆる直線的な因果論を排除する全体の配置において捉えられるべきものとして理解されなければならない。これらの枠組みに関する偶発的出来事に近づくと、それらは、曖昧さにおいて捉えられ、危険な事象をはらんだ機能的複雑さに立ち帰らせるように思われる。確かに枠組みは、物質的および慣習的現実性の一部を形成している。しかし枠組みは、治療過程にいくつもの心的エレメントを与えることによって絶えず治療過程と絡み合うことになる。その心的エレメントでは想像的および象徴的領域、つまり患者の幻想に属するものと規則の関与を支えるものを解きほぐすことができないのである。神経症患者においては、これらのエレメントは、転移の分析とともに枠組みの問題点を段階的に代謝していくことに組み込まれる変遷をこうむる。境界性患者においては、枠組みの干渉はより混乱しており、望まれた意味と主体化の効果に関して陰性の方向に動くことがあり得る。この干渉はいずれにしろ、一般的な行動化の停止に対する解釈の力の強化をより不確実にする。枠組みと装置に対する非調和的備給は解釈をめぐる時期尚早か遅いかというジレンマに対して解釈行為をしばしば要請するのである。ある意味で、それは、枠組みが過度に「常になお共生的で、すでに象徴的で」あり続けることから発する（『平均律の寝椅子』Le divan bien tempéré）。分析する任務を持つ分析家に対する転移は、常に原初的関係にとらわれる枠組みに対する転移から引き離せない。困惑の共通の指標は、沈黙の意味を信頼する困難さである。何故ならその自己愛化し自ら統合する射程が経済論的次元で非常に決定的になっているからである。分析家の沈黙、分析者の沈黙のいずれのものでも、それらの深い意味はほとんど感知できるものではなく、致死的なものであることが明らかとなるかもしれない。言外にある、それどころか地下に隠された主体化を助けるために「沈黙」とは別の場所で働いているものを語らなければならないという要請が明らかとなり得るのである。そしてこの試みは潜在的利益と同時に多くの危険も含んでいる。

3・その根本的原則が組織化する軸を持っている分析的方法に関して、フロイトの発言を聴いた後黙り込んでしまう患者の例を再び取り上げてみることができるだろう。[3] 私はここで、（フロイトが父親との対立と無意識的同性愛性に対する防衛と結び付ける）このような症状が分析的状況を問い直す激しさを指摘するだけである。この分析の原則は、葛藤状況にあるいくつかの心的力（ここでは父親の心像に結び付いた抑圧された情動）の発現を可能にすると見なされている。ところが以上から分かるようにその原則が、フロイトの陳述が動員するまさに転移性の問題のせいで、この症状表現において機能しなくなっているのだ。この原則の転移がかかわった時のこのような運命は避けられないのである。しかし原則のそのような運命が即座にまた広範囲に起こることが、この運命とこの運命が現実化する葛藤の通時的で「過程的な」組織化を混乱させるのである。解釈の運命は、その時、それと関連して、非常に早期に介入し、特異的な背景理解を欠いて、以前の知見にもとづいた典型的なものになるはずである。それは厄介な逆転であり、フロイトによって構成に与えられた重要性に立ち帰らせるものである（『分析における構築』、一九三七）。

また、この原則のすぐれた点は、語りによる無意識の自動的産出と混同されるものではないことが分かる。まず何よりも「着想、すなわち偶発的思考」（Einfall, la pensée incidente）に価値を付与することによって、フロイトはこの不可欠なすぐれた点を、患者にとって内的であると同時に未知の原初的表象を、それを語る前に知覚し、受け入れる能力と結び付ける。この点に関して、(「あなたの心に浮かぶことを述べなさい」という）この原則の表明の「心に浮かぶ」こととそれを言う行為との間が分離されていることは、究極のところそれが虚構的であるとしても、それが、心的現実と発語活動（まさに言説性の中心に再発見される感受することと活動）に関して感受することと切り離せない陽性の備給と相関する場合のみ構造化する価値を持つのである。シニフィアンの一時的な特権を形成する意味作用を留保することに分析者が耐えしのぶことは、内的な謎に対する好奇心を前提とするのである。この原則によって引き起こされる葛藤の主体化は、連想的思考と形式的退行が、分析者にとって考えるということに適しているがゆえに語ることにも適しているということを示している。

境界性患者は、この原則に固有の分離に備給することが困難である。なぜならこの原則が彼らの「私」のかりそめの統一性を脅かすからであるし、反対に、語ることに関与することから発する超自我の葛藤はほとんど一貫性がないからである。しばしば彼らは現在および過去の生活の物語にとらわれているように思われる。そこでは彼らの言表の内容が彼らを話すように駆り立てることと完全に一致しているのである。偶発的思考の現象的可能性は隠されたものとして存在する。(「その考えは、たった今私の頭に起こった」というように）そのような患者がそれを発見する時、セッションの雰囲気全体が変化したように思われる。より多くの場合、発語の自由に対する慣れが生じるが、その自由は、言表に対する免責に限定されたものである。分析家に対する要望は、愛と憎悪がすべての領域を占める夫婦喧嘩の形態を取る。分析家は、それが分析のセッションであることを覚えている唯一の人であるように見える。そのような状況においては、「行動化」（agieren）としてセッションを解釈することは、それが到達可能であるとしても、患者にとってはそこに健忘性記憶（A・グリーン）を認めることが困難である限り、ほとんど有用ではない。このような解釈の当を得た効果は、たとえ部分的であっても、事後性の領域の主体化である。実際患者は、自らの行動化の「着想」の様態、すなわち機能性の分裂が再現するのが分かるのであり、それによって自分に起ったことを「他の光景」から発するものとして知覚することが「可能となり得た」であろう。

分析の方法に関して、いわば予備的作業の必要性がいかして課せられたか見て取ることができるが、その予備的作業は、「被分析者（analysé）の任務を教える」という古典的で不適当な定式化に覆われているのである。実際、分析的状況を確立する論理は、分析者が分析の規則を発見・利用することによってそれらの規則を我がものとすることである。この獲得が成されないか、動揺的で不確実であることが明らかになる時、問題は「教えること」ということではない。それは、分析ができる状況の形成の失敗が読みとれる時に非常に内密となっている現象に対する前解釈的接近という問題なのである。この失敗を予見したり、あるいは「回復したりする」ために提案された非常に様々な様式を考慮すると、本質的な要点は、分析家が自分の「聴くこと」の様式やその構成の起源について患者により明確に示すことであると私には思われる。こうすることで分析の規則が患者に与えること、そしてその規則を患者が我がものとするやり方をより明らかにすることによって、分析家は、患者の（陽性であれ陰性であれ）理想化する投影をより自己愛的でなく、より疎外的でないものにすることを、そして分析的オーケストレーションが取り得るはずの第三の畝の機能をより現前化することも期待することができるのである。言い換えれば、治療のはじまりの目的は解釈の力の基礎を築くことでは決してなくて、患者に解釈のような何かが分析家の精神の中でどのように形成され、治療場面に入りこむのかを垣間見させることである。非常に単純な解釈に関して、患者が、彼によってもたらされたが、この解釈に導いたいくつかのエレメントを自由に扱うことができないことが明らかとなる時この要請が顕在化するのである。時には、一時的に自由に使えないように思われる解釈という概念自体が問題となっているのである。フロイトによって、『分析における構築』の中で挙げられた、区別された「二つの光景」に準拠すると、重要なのは、この二つの光景の間の中間的領域の創設であることが分かる。この点に関して、J-C・ロラン（J.-C. Rolland）[4]によって提案され、彼が前隠喩的価値を持つ「類似的解釈」と呼ぶ前解釈的定式化の有用性を述べたい。「それは（表象）、そのようなことを考えてでしたか」。このような介入は、すべての述語的次元、すべての無意識的志向性を停止させる。この介入の一時的な整合性を求めるのではなく、この介入が一般的レベルで、連想的思考の陳述様式を二重化し、そのことによって、患者が分析の原則から作り出す暗に分かりやすい使用法を有効にするように思われることを私は指摘したい。こうして「発見され・創造される」という逆説性が支持され、この逆説を通して患者は、「すでにある」という道具を再創造することで分析者となるのである。

4．精神分析家は、分析的オーケストレーションの一部を形成するが、そしてそれは、ウィニコットが（逆転移を考慮して）「職業的態度」と呼ぶものの存在によってもすでに規定されている。しかし、この態度と（言葉の通常の意味での）分析家の主体性の間の乖離も分析家にとってオーケストレーションの一部を形成しており、そのために「技法上の主体性」という考えを考察することも興味深いのである。未来の分析家に関する分析は、制度化された規約の対象となり、第二の根本的原則となる。その実現のための制度的な条件は、分析家となる過程に重く負担を課すことがあり得ると強調することは重要である。しかしその規約の規定が、その規約がなり得る（あるいはなるべき）主体的冒険と両立するものであることに価値を見出すことは、さらにより重要なのである。その規約が、各分析学派に共通の領域に根ざした規約になったとしたら、それは、分析ができる転移の経験だけが、分析ができる、すなわち潜在的に機能し得る逆転移を扱う能力に導くことができるからである。

我々は、特に創造的で果敢な分析家によって成されたような、事後的に加工された逆転移現象の注意深い考察が、分析技法の歴史の中で共通の分析的機能の逆転移の基礎付けにどのように影響してきたかを把握することができる。すなわちこの影響とは、これらの逆転移が、分析的状況の潜在的配置の中に含まれている典型的な次元を呈するということである。

分析的過程に対する逆転移の陰性の偶発的出来事の危険は、それはフロイトがその注意を集中させた危険であるのだが、決定的な争点のままである。しかしその危険を分析的機能に役立てるようにする可能性が、深められ多様化された。障壁として発見され、手段であることが明らかにされている転移に対するのと同じように、逆転移の機能的反転は分析的オーケストレーションの一部を成している。解釈すべき転移は、（節度のある陽性転移、作業同盟等の）解釈するための転移に立ち帰らせるのと同様に、解釈すべき逆転移は（枠組みによって守られ、理想を参照することにより）、分析家において自分の分析に対する転移と患者に対する好意的な備給を結び付けている解釈するための逆転移を前提とする。

（時にその一貫性と限界を脅かす点において）逆転移の概念の拡張を要求し、（自己愛性転移に対して、その反転による投影性同一化において、など）「技法上の」そして典型的な逆転移的態勢の拡大を可能にさせたのは境界性患者たちであることは明らかである。

ウィニコットは、職業的態度の亀裂が、通常この態度と「私的な」個人の間の乖離に与えられる本質的な象徴的価値が消失することにどのように対応したかをよく示したのである。それは、象徴のそれが象徴するものに対する乖離である。我々は逆転移が起こってしまうことが、第三の畝をつくる機能の変遷の中にどのように組み込まれているのかを見て取れる。常に脅かされることがより少ない治療関係の再創設に機会が与えられるためには、第三の畝をつくる機能の消失を認め、それを受け入れることが肝要である。ある種の状況では、境界を越えることと侵犯することがその再創設の欲望を出現させるのである。

分析家において症状の価値を持つ現象が生じるのは、境界性患者に対してであることはさほど驚くべきことではない。それは、この微妙な逆転移の時期に、準拠理論から、あるいはもっと明白に言えば借り物の理論から精神の中に生じるものなのである。この現象は、それが症状を形成するならば貴重なのである。なぜならセッションの間の様々な理論的標識の前意識的潜伏化と、「平等に漂う注意」に内在する潜伏化を対比するからである。（原注4）

この現象のやや一般的な説明は、境界性患者によってもたらされる不快感の一部分は、彼らの機能様式、そしてその機能様式に対する分析家の同一化によってもたらされる混乱と断絶に由来するということになるだろう。治療過程の非連続性は、理論的断片が共時的にあることと、その断片によって約束するように見える患者を支配することにおいて、（一般にほとんど治療的に機能しない）不快感という答をこのように見出すであろう。

（原注4）この分析的状況のあらゆる概念化はこの点において必ずしも一致してはいないだろうということを確認しなければならない。これらの概念化は理論と実践との関係自体の概念によっても異なる。

Ⅳ

私は、境界性患者と共に境界性状況の経験が、多くの理論化様式を通して、ある概念、私はこの言葉を強調したいのであるが、すなわち分析的状況から「決定されるもの」をどのように浸透させたかを示したかったのである。この概念は、より複雑でより開かれたものであるが、理論的遺産の一部を形成する。この意味で、この概念は、制度化された精神分析から定義されるような分析的場の一部を構成する。

しかし、もちろんのことであるが、この概念が支持する様々な潜在的な力は、しかじかの患者に対してしかじかの分析家による決定されたものの現勢化と利用の様式によってのみ価値を持つに過ぎない。それによって患者が分析ができる状況を作り出す治療過程でしかけてくることも分析家にとって価値を持つのである。分析家にとって、それぞれの分析の開始、患者とのそれぞれの関わりは、個別的な分析ができる状況の構造化を前提としているが、それは逆転移的態勢に集約される個別化なのである。分析的場と分析ができる状況の間に分離を導入することの利点は、分析的場が「制度化された」「典型的な」逆転移を何によって「表象する」のかを明らかにすることである。というのはその逆転移は、それを構成している異種的であると同時にまた構造的一貫性も備えているいくつかのエレメントに屈曲して伝わるものだからである。ネイローによって強調された逆転移の「回転体の軸変化運動」(precession) は、この屈曲した伝達から、そして枠組みや装置、根本的原則、精神分析の倫理とメタ心理学に対する固着(あるいは帰着)から機能的に切り離せない。また、精神分析の社会文化的表象(それについて逆転移は反論せずにはいられない)に関しても同様である。

この視点から見ると、分析的場に確立されたものは、「すでにある」という道具の介在を通して、解釈に潜在的に第三の畝を作る機能という特権的な地位を与えることを本質的問題点とするのである。

実際、行為としての分析の開始は、患者に転移の経験を「自発的なもの」として体験することを可能にする出発点に、ゼロの時点に定位される。この自発性はフロイトにとって、状況から誘導され、誘惑される活動の否認という、病因論的問題とは何の関係もないものである。またこの自発性は、その体験が氾濫することについて、患者が無意識の存在を納得するためのかけがえのない価値を物語るのである。

しかし分析家に対する転移の出現は、分析的場全体に対する拡散した、あまり明白に表現することのできない備給に基づいている。それは前意識的であるが転移性の備給であり、拒絶されるものと同時に提供されるものに関係し、唯一で、予見不能な自己制御された形態を実現するのである。こうして分析ができる状況が構造化され、そこでは古典的転移神経症、すなわちその時我々が知る特権的手段となる解釈の特権的対象が現れるのである。転移神経症が、分析の枠組みや装置等に対する転移に負っているものを軽視すべきではない。境界性患者は、その転移神経症がうまく形成されず、また（調和的な逆転移に基づいた）転移関係を象徴する力学をもつことがない人々である。枠組みに関する偶発的出来事は、深いところで、転移の置き換えの試みに、枠組みの番人である分析家への専心に、それが含む個別化の葛藤を伴って対応しているかもしれない。というのは、境界性患者にとって、自分の治療が、「転移経験の言葉による探求」（J-C・ロラン）となることを認めることは、そのような探求が昇華的満足しかもたらさない限りにおいて容易なことではない。確かにここで我々は、分析的状況の根本的矛盾に直面しているのである。分析家を分析的場に結び付けることによって、解釈活動が第三の畝を作る機能に達することを妨げるとしても、象徴的に最初の結び付きを作り出すことが必要なのである。そこには一つの境界の臍を連想させる論理的に矛盾のある次元がある。この次元を後退させる可能性は、分析的場の確立と分析ができる状況の構造化の諸様式に対して細心の注意を払うことによって増大することを私はただ主張したかったのである。

境界性患者においてこの構造化は、神経症患者では容易にみられるのだが、静穏な本来的な特徴を持たない。あるいは本来的な特徴を持つ場合でも、「偽りの」状況であるという重大な危険をともなう、様々な分裂によって隠蔽された不適合を提起する余地があるのである。

様々なちぐはぐな事態を考慮することが問題となる時、事態はより明らかになる。

すなわち、境界性患者との分析に従事することとは、二重の評価を前提とするということである。その二重の評価とは、患者の機能様式の様態に関する評価ばかりでなく、通常以上に、実現可能な分析的場に関する評価である。予備的な最初の出会いにおいて肝要な点は、境界性状況と、踏破することを予想しなければならない逆転移的試練に対する十分な予見に基づく完全な確信に到達することである。

文献

（1）Bleger J. *Symbiose et ambiguïté*, PUF.
（2）Donnet J-L. *Le divan bien tempéré*, PUF, 1996.
（3）Donnet J-L. *La règle fondamentale*, in Surmoi I, Monographie de la R.F.P., 1996.
（4）Rolland J-C. *Le rythme et la raison*, CPLFPR, 1997.

監訳者あとがき

一九九六―一九九七年にジャック・アンドレの主催によるサンタンヌ病院のセミネールで、アンドレ・グリーン、ピエール・フェディダ、ダニエル・ヴィドロシェ、カトリーヌ・シャベール、ジャン＝リュック・ドネら六名の演者が境界例について講演した。主催者であるJ・アンドレは、この領域でつとに有名でその著作が難解であることで知られるA・グリーンを当初からセミネールの中心演者として想定しており、A・グリーンに呼応する形で高名な演者たちが講演するという稀有な企画が実現したのである。本書はJ・アンドレが編集し、各著者がセミネールの講演をテキスト化した“Les états limites. Nouveau paradigme pour la psychanalysee?”（Presses Universitaires de France, 1999）の全訳である。

編者J・アンドレは精神分析家でパリ・ディドロ大学（旧第七大学）の精神病理・精神分析部門の教授である。ラプランシュ・ポンタリスの『精神分析用語辞典』で有名なラプランシュの大学での後継者であり、ポンタリスからも強い影響を受けている。現在、フランス大学出版局精神分析叢書の責任者を務め、多くの著作があり、本書はスペイン語、イタリア語、ルーマニア語に翻訳されている。

まず、文化的背景として説明しなければならないのは、フランス精神医学で伝統となっているセミネールであろう。読者にとって馴染み深くはないと思うが、決まった曜日に夜行われる連続講演で、一つのテーマに関して、毎年秋から翌年のバカンス前まで一人ないし複数の講演者によって行われる。パリ地区では多くの公立精神科施設で様々な学派主催で、毎晩どこかでセミネールが行われている。現在でも、時には臨床講義の形をとることもあるが、参加者は医療者に限られたものではなく、誰でもその学派の臨床と論説に触れることができるのである。

次に、何故我々が翻訳の対象として本書を選んだかということを少し説明したい。

フランス精神医学および精神分析に関しては、日本の精神科医やフランス文学及び哲学研究者等の先人たちが翻訳によって随時紹介して来た歴史があった。

一九九〇年代後半にフランス政府給費留学で渡仏した訳者の一人大島は、施設精神療法を中心とする多施設で研修した。渡仏前はフランスの精神分析においてはラカン派と正統派フロイディアンは対立していると思っていたが、当時はセクター医療の最盛期で、双方の精神科医・精神分析家たちがセクター医療の枠組みでそれぞれの立場から臨床を行っているのを目のあたりにした。その頃、A・グリーンの『私の中の狂気、境界例の精神分析』が話題になった。ラカンは境界例を認めていないため、ラカン派からの直接的な反論はみられなかったが、ラカン派からの反響は随所に感じられたのであった。是非、A・グリーンを日本に紹介したいと思っていた。帰国後、厚生労働省の境界性パーソナリティ障害の研究班（牛島定信主任研究者）に加わり、境界例の治療システム、とくにネットワークについて考えているときに、J・L・ドネの著作に出会い深く影響をうけた。これほどまでに治療の場と治療ができる状況ということについて考察された著作は読んだことがなかったからである。また、A・グリーンが二〇〇四年に日仏医学コロックで来日した際のうつ病の精神分析的治療についての講演を聴き、本書で扱われる「終わりなき喪」、「心的装置と身体との境界」などの問題に興味を持った。

Ａ・グリーンは、「死せる母のコンプレックス」などですでに知られていたが、その著作は難解で、紹介する一冊を選ぶのは困難であった。二〇〇六年にフランスで出会った分析家から、グリーンの臨床概念のすべてのエッセンスがすべてつまっていると推薦されたため、翻訳の対象として本書を選んだという次第である。

本書で扱われる病態は、現在の日本の精神科臨床において境界性パーソナリティ障害（ＤＳＭ-Ⅳ）と診断されるものと重なるがより広い臨床的事象を含む。フランスでは、スプリッティングと見捨てられ不安という「境界性構造」の特徴を取り出すという英米圏のボーダーライン概念とは異なったアプローチをとる。Ｊ・アンドレによると、そのアプローチとは、境界性の問題から、フロイトの諸概念を検証し、メタサイコロジーと精神分析的精神病理を通して、治療の理論を再構成するという方法である。

フランス精神医学においては、一九六〇年代から多くの著者によって、“cas limites”と呼ばれる精神病でも神経症でもない患者群について様々な議論が見られた。一九七〇年にジャン・ベルジュレが精神病の「寸断化（morcellement）の不安」と神経症の「去勢（castration）不安」と対比して、精神分析的見地から「喪失不安」と「依託的対象関係」という特徴を示してこれらの患者群に“états limites”という呼称を与えた。それらは現在も使われている臨床的用語である。Ｊ・ベルジュレは発達段階を重視したが、Ａ・グリーンらは分析治療の展開点でしばしば認められる事態を、「陰性幻覚」「多孔性と侵入不安」「防水性」など、DSMとは一線を画した概念として取り出したのである。J・アンドレは、このフランス独自の臨床的呼称の復権を意図してセミネールの主題に選んだと思われる。

各著者の境界性患者に対するアプローチは、各々の臨床のフィールドにより多様である。

J・アンドレは各演題の導入となる講演を最初に行う。まずフロイトのテキストを検証し、第一局所論から第二局所論への移行やナルシシズムの未完成な形での導入などの中に、どのように境界性の問題が見出されるかを示す。さらに養護・愛情剥奪と性という母親と乳幼児の関係の二重性に注目し「唯一の対象」という持論を展開する。

P・フェディダはアメリカの精神分析的精神療法における対人関係論の主流化を批判して、転移・逆転移の間主観性の視点から、境界例の行動特性の症候学化を捉えなおす。そしてフロイトのイルマの注射の夢を引用して分析家が夢に立ち帰ることの治療的重要性を論じる。

D・ヴィドロシェは幼児精神分析家の立場から、幼児性欲が形成される諸段階における様々な分裂を整理し、自体愛と対象愛の問題を論じ、「遊戯としての分裂」に着目する。これらの視点をもとに思春期の境界例の治療に関して、「転移神経症」の治療と対比して、幼児性欲に立ち帰ることの治療的重要性を指摘する。

C・シャベールは精神分析的精神病理学の立場から、境界性機能様式、現実を構成する対象喪失の問題、さらに境界例におけるエディプス的性とマゾヒズムの問題について論じ、自らの症例をあげ、境界性患者が精神分析治療に入った場合の陰性治療反応について論を展開する。

J・L・ドネは、精神分析の枠組み、自由連想という根本原則と第三項を内在する解釈という方法を検証することを通して、境界性患者が枠組みを治療的場とすることをどのように阻害するかを示す。そして、分析の場に分析ができる状況をつくることが重要であると結論する。

A・グリーンは、フロイトの当初のモデル、夢についての夢・語りモデルは、一九一四年から再検討されることになり、一九二〇年の反復強迫の導入により、行動における反復強迫のモデルにとって代わられると考える。次に心的装置というものにおける境界の問題（心的加工領域としての境界、心的装置と身体あるいは行為の場との境界等々）を考察する。そして境界性患者の場合、行為からもっとも離れているように思われる心的加工物である幻想が行為の構造をもち、その幻想の役割は加工することではなく、排出されることとなのだと結論する。

Les états limites には単一ではなく多様な意味がこめられているのである。これらの意図を汲んで、本訳では本文では、“les état limites” を「境界例」とし、書名を『フランス精神分析における境界性の問題』、副題を「フロイトのメタサイコロジーの再考を通して」とした。

古典的精神分析においては、分析を受ける患者を analyse と称し、邦訳では、被分析者とされていた。ラカン以降 analysé は analysant という呼称に置き換えられ、現在一般的となっている。analysant は、分析主体とも訳されているが、ここでは分析者というシンプルな訳を採用した。

本文中に引用されるフロイトの著作の邦訳は、人文書院訳と岩波書店訳を参照したが、フランス語からの翻訳という制約から、またセミネールの論説の流れを重視した結果、忠実な引用とはなっていない。フロイトの著作のタイトルはフロイト全集（岩波書店）訳を踏襲した。

フランス精神分析の背景を理解していただくために、A・グリーンのことを少し説明しよう。

ラカンは一九五三年にパリ精神分析協会（SPP）を離れ最初のセミネールを開始した。そして、A・グリーンは、一九六〇年代初めより一九六七年頃までラカンのセミネールに熱心に参加した。一九六四年のラカンのセミネールでは、ヘーゲルのことでA・グリーンが論争を仕掛けるエピソードがあり、また、一九六七年のセミネールでは、ラカンが一度A・グリーンに発表の場を与えている。しかし最終的にはラカンと袂を分かった。詳細は不明であるが、主体と情動をめぐる問題がラカンとA・グリーンの対立点となったようだ。その後グリーンはD・ウィニコットを見出し、その業績を自家薬籠中のものとした。一九七三年には"Le discours vivant. La conception psychanalytique de l'affect"を著わし、情動の問題を正面から論じた。現在までラカン派はアメリカの自我心理学を終始一貫して批判するが、A・グリーンは一九七〇年代以降、第二局所論を再考することによって、欲動、心的装置等の問題に関する論文を次々と発表した。これらの論文は一九九〇年の『私の中の狂気―境界例の精神分析』に収録されている。さらに一九九三年には自らのセミネールや論文をもとにして"Le travail du négatif"を著し、「陰性のもの」(le négatif)という概念をフロイトから見出し、それを精神分析に導入し、治療論を展開した。本書の第二章第二部では三症例があげられ、その臨床実践を知ることができる。我々は、A・グリーンがこのようにラカンと対立し、その後独自の展開を遂げた点を強調したい。A・グリーンの問題提起は、ラカン派とは異なった臨床的現実を際立たせてくれるのである。

A・グリーンは二〇一二年に亡くなったが、フランスでは各方面で再評価の試みが行われている。因みにJ・アンドレによる日本語訳の序文は、A・グリーンとP・フェディダへの追悼の意をこめてしたためられたものである。

翻訳作業を終えるにあたり、神経解剖学の大家であった東京医科歯科大学名誉教授、故萬年甫先生に謝意を表したい。訳者の一人である将田は、先生に学生時代にフランス語翻訳の手ほどきを受けた。生前最後にお会いした際にも、本書の難解な部分についてお聞きしたところ、数日のうちに、知り合いの仏文教授の先生二名にお聞きいただいた結果をお知らせいただくということがあった。生前に本書の翻訳をお届けできなかったことが残念でならない。改めて哀悼の意を表すとともに、長年のご指導に感謝申し上げたい。

最後に、遅々として進まなかった翻訳を辛抱強く待っていただき、作業の進展を見守っていただいた星和書店編集部の桜岡さおりさんに改めて感謝したいと思う。

著者紹介

ジャック・アンドレ（Jacques André）

1947年生まれ。

精神分析家、フランス精神分析協会　l'Association Psychanalytique de France（APF）会員、世界精神分析協会 International psychoanalytical association（IPA）会員、パリ・ディドロ大学精神病理学教授、精神病理・精神分析研究センター長。著書に"La révolution fratricide"（PUF, 1993）、"Aux origines féminines de la sexualité"（PUF, 1994）、"L'imprévu en séance"（Editions Gallimard, 2004）、"Folies minuscules"（Editions Gallimard, 2008）、"Les désordres du temps"（PUF, 2010）、編著に"Les 100 mots de la sexualité"（PUF, 2011；邦訳『100語でわかるセクシュアリティ―人間のさまざまな性のあり方』古橋忠晃、守谷てるみ訳、白水社、2013）などがある。

アンドレ・グリーン（André Green）

1927年生まれ、2012年没。

精神科医、精神分析家、パリ精神分析協会 Société psychanalytique de Paris（SPP）会員、世界精神分析協会 IPA 会員。サンタンヌ病院に勤務してH・エーの教えを受け、最初にM・ブヴェの教育分析を受けた。1967年頃までラカンのセミネールの熱心な参加者であったが、その後ラカンと袂を分かった。1965年以後 SPP に所属し、1975年から1977年まで IPA 副会長、1986年から1989年まで SPP 会長を務めた。著書に"Le discours vivant. La conception psychanalytique de l'affect"（PUF, 1973）"L'enfant de ça. Psychanalyse d'un entretien:la psychose blanche"（Jean-Luc Donnet との共著、Les Editions de Minuit, 1973）、"Narcissisme de vie, narcissisme de mort"（Les Editions de Minuit, 1983）、"La folie privée. Psychanalyse des cas-limites"（Editions Gallimard, 1990）、"Le travail du négatif"（Les Editions de Minuit, 1993）などがある。

ピエール・フェディダ（Pierre Fédida）

1934年生まれ、2002年没。精神分析家。フランス精神分析協会 APF 会員。当初は哲学を志しG・ドゥルーズの講義をうけ、現象学と精神分析学に関心をもつ。1979年にパリ第7大学教授となり、精神病理研究所を開設し、多様な精神分析学派に開かれた議論の場を創設した。著書に"L'absence"（Editions Gallimard, 1978）、"Crise et contre-transfert"（PUF, 1992）"Le site de l'étranger"（PUF, 1995）、"Des bienfaits de la dépression. Eloge de la psychothérapie."（Odile Jacob, 2001）などがある。

ダニエル・ヴィドロシェ（Daniel Widlöcher）

1929年生まれ。精神科医、精神分析家。1953年から1962年までラカンの教育分析を受けたのち、1964年以降はフランス分析協会APFに所属。サルペトリエール病院精神科長兼パリ第6大学医学部教授。2001年には国際精神分析学会IPA会長を務める。著書に“Les logiques de la dépression”（Librairie Arthéme Fayard, 1983；邦訳『うつの論理』古川冬彦訳、岩波書店、1987）、“Métapsychologie du sens”（PUF, 1986）、編著に“Sexualité infantile et attachement”（PUF, 2011）などがある。また、精神医学におけるうつ病研究として“Le ralentissement dépressif”（PUF, 1983；邦訳『うつの遅滞度を測定する』斎藤徹訳、星和書店、2000）を著す。

カトリーヌ・シャベール（Catherine Chabert）

1947年生まれ。臨床心理士、精神分析家。フランス精神分析協会APF会員。パリ・デカルト大学臨床心理学・精神病理学教授。実証心理学を学んだ後、精神分析的精神病理学研究にすすむ。D・アンジュー、D・ヴィドロシェらから指導を受ける。また、フランスの現代の心理学におけるロールシャッハの分析的な解釈、方法論を確立した。著書に“Feminin mélancolique”（PUF, 2003）、“L'amour de la différence”（PUF, 2011）などがある。

ジャン=リュック・ドネ（Jean-Luc Donnet）

1932年生まれ。神経精神科医、精神分析家、パリ精神分析協会SPP会員。パリ大学医学部（J・ドレイ教授）医長、1963－1983年エティエンヌ・マルセル思春期デイケア・コンサルテーションセンター長、1983－2000年ジャン・ファブロー・コンサルテーション精神分析センター長を務めた。著書に“L'enfant de ça. Psychanalyse d'un entretien: la psychose blanche.”（André Greenとの共著）（Les Editions de Minuit, 1973）、“Le divan bien tempéré”（PUF, 1995）、“La situation analysante”（PUF, 2005）、“L'humour et la honte”（PUF, 2009）などがある。

監訳者・訳者紹介

大島一成（おおしま　かずなり）

1987年、東京医科歯科大学医学部卒業。

1998年〜1999年、フランス政府給費生としてエスキロール病院（Le service du Dr Vidon）にて臨床研修。

1999年〜2001年、サルペトリエール病院小児思春期精神医学部門（Le service du Pr Mazet, Dr D Cohen）、サンタンヌ病院（Le service du Dr Gorog, Le service du Dr Caroli）にて臨床研修。

2002年、東京医科歯科大学精神行動医科学助教、病棟医長などを務める。

2010年、大宮厚生病院外来診療部長、東京医科歯科大学非常勤講師、東京医科歯科大学医学博士号取得、現在に至る。

主論文「移民の子供のレジリアンス―その臨床的問題とフランスにおける治療システム」（『レジリアンス・文化・創造』加藤敏編著、金原出版、2012、所収）

阿部又一郎（あべ　ゆういちろう）

1999年、千葉大学医学部卒業。

2008年〜2009年、フランス政府給費生としてエスキロール病院（Le service du Dr Vidon）にて臨床研修。

2009年〜2012年、パリ13区精神保健協会ポリクリニック（Le service du Dr Odier）にて臨床研修、Faisant fonction d'interne（FFI）。

2011年〜2012年、モンスリ共済病院小児思春期精神医学部門（Le service du Pr Corcos）にて研修。

2012年〜2013年、パリ西大学ナンテール、ラ・デファンス校にて協力研究員。

2011年、東京医科歯科大学医学博士号取得、2014年より東京医科歯科大学医学部付属病院助教、外来医長。

主論文「パリ13区精神保健協会（ASM13）の実践からみるフランス・セクター医療の半世紀」（精神科治療学、星和書店、2014、6月号）

将田耕作（しょうだ　こうさく）

1981年、東京医科歯科大学医学部卒業。

1988年〜1991年、フランス政府給費生としてサンタンヌ病院（Le service du Dr Ayme, Henri Rousselle, Pavillon Pinel, Dr Czermak）にて臨床研修。

1991年、大宮厚生病院副院長。

2007年、大宮厚生病院院長、現在に至る。また現在、東京医科歯科大学臨床教授。

主論文「フランスの精神病理学」（『心理臨床大辞典・改訂版五版』培風館、2004、所収）

フランス精神分析における境界性の問題
フロイトのメタサイコロジーの再考を通して

2015年10月15日　初版第1刷発行

編　者　ジャック・アンドレ
著　者　ジャック・アンドレ，カトリーヌ・シャベール，
ジャン=リュック・ドネ，ピエール・フェディダ，
アンドレ・グリーン，ダニエル・ヴィドロシェ
監訳者　大島一成，将田耕作
訳　者　大島一成，阿部又一郎，将田耕作
発行者　石澤雄司
発行所　株式会社 星和書店
〒168-0074　東京都杉並区上高井戸1-2-5
電話　03（3329）0031（営業部）／03（3329）0033（編集部）
FAX　03（5374）7186（営業部）／03（5374）7185（編集部）
http://www.seiwa-pb.co.jp

　ISBN978-4-7911-0913-5